U0026019

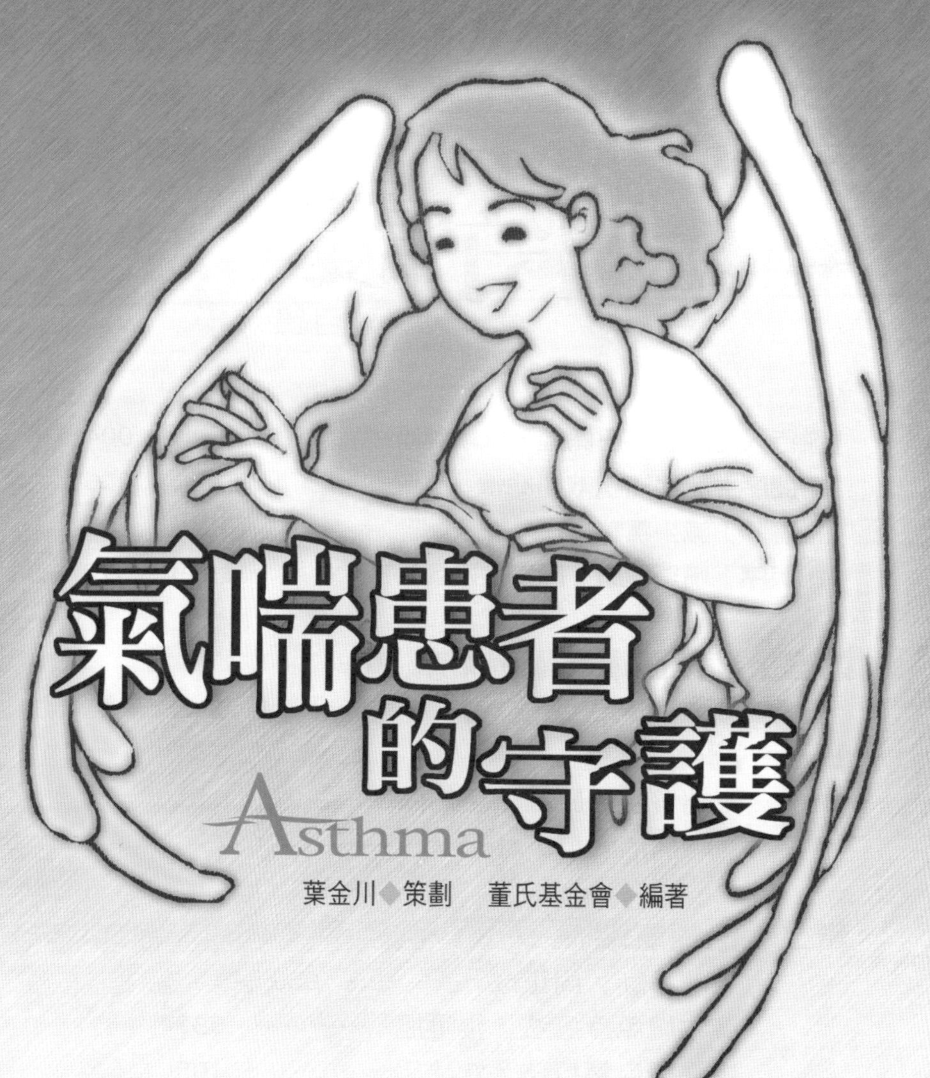

氣喘患者的守護

Asthma

葉金川◆策劃　董氏基金會◆編著

氣喘患者的守護

Asthma

目錄

【發行人的話】平日保健，永續健康　賴東明　004

【審閱序】散播知識散播關懷　江伯倫　006

【推薦序】減少氣喘發作，從了解開始　黃焜璋　008

【出版序】購買健康，而不是購買醫療　葉金川　010

前言．擁抱健康從學習開始　013

輯一．認識氣喘

氣喘發生的原因／江伯倫 …………… 019

氣喘病危險群／林于粲 …………… 037

輯二．治療氣喘

氣喘診斷／周正成 …………… 059

藥物與免疫療法／楊曜旭 …………… 081

中醫與自然療法／沈建忠 …………… 105

輯三・生活保健

氣喘保健之道（一）／林應然 ……………… 121
氣喘保健之道（二）／陳五常 ……………… 137
如何照顧氣喘兒？／江伯倫 ……………… 153
止咳化痰、平喘藥膳6帖／楊玲玲 ……………… 169
芳香療法／張淑鳳 ……………… 179
強壯呼吸機能健康操／劉美珠 ……………… 187

輯四・問與答

氣喘教室／吳維峰 ……………… 235

編輯後記

淺嚐冰淇淋的喜悅／葉雅馨 ……………… 248

【發行人的話】

平日保健，永續健康

賴東明

氣喘、過敏性鼻炎、異位性皮膚炎，是大家經常耳聞的過敏性疾病；由於不確定其過敏原或很難改變其所處的環境，加上症狀常起起伏伏或反覆發作，所以患有此類疾病的人，在日常生活、學習情緒及睡眠品質上通常都有很大的困擾。

在我週遭的一些朋友也常有這些困擾，在居家環境或飲食上一個不小心，可能就得因此就診。所以，我十分欣喜地看到這本《氣喘患者的守護—11位專家與你共同抵禦》的問世，保健的目的就是預防疾病，從教育的工作做起，讓大家了解怎樣做才不會生病。

其實，未來的健康趨勢會從疾病的治療，慢慢走向預防保健。我們對疾病的認識會逐漸地提升，健康常識的傳授變得愈來愈重要，因此對醫療照顧的要求，也會愈來愈高。

為此，從民國74年開始，基金會便發行《大家健康》雜誌，定期提醒基金會會員要注意健康保養，一開始它僅是會訊，後來轉變為季刊、雙月刊、月刊，直到民國86年，再次蛻變，朝向專業性期刊發展，並且對外發行上市。這幾年來，在與讀者的互動當中，深深感受到他們對健康的關心，不管是不是已經受到疾病的侵擾，或是想要了解疾病，以作預防，都希望能夠獲得更多的資訊，也因此，大家健康雜誌編輯部開始策劃系列預防保健書籍，《氣喘患者的守護—11位專家與你共同抵禦》是這個系列叢書的第三本，第二本是今年4月出版的《做個骨氣十足的女人》，第一本是在去年11月出版的《與糖尿病溝通》。

期待這本書的問世，帶給大家更多健康的相關知識，也提醒大家預防與保健的重要性，早日儲存健康的資本。（本文作者為董氏基金會董事長、大家健康雜誌發行人）

【審閱序】

散播知識 散播關懷

江伯倫

近年來，由於文明進步所帶來的環境污染、飲食習慣改變和缺少運動等原因，過敏疾病在台灣似乎有逐年增加的趨勢，其中支氣管性氣喘更是為許多患者帶來健康上莫大的威脅。儘管這幾年來相關方面的藥物也有著長足的進步，但是要真正在氣喘的防治工作上發揮最大的功效，個人還是相信經由給予患者及家屬正確的衛教知識，對降低過敏性氣喘的發生率或避免不幸的發生，甚至比藥物的開發來得更重要。所以，目前在氣喘的衛教常識的推動上已經成為政府、民間衛教團體和醫院最重要的工作，當然也就需要編撰更多的衛教資料來達到此一目標。

這次由董氏基金會所發起和兒童過敏氣喘防治學

術基金會的配合下，我們邀請一些國內對氣喘防治學有專精的醫師們來撰寫《氣喘患者的守護》。這本書的執筆者涵蓋了國內在氣喘防治上專精且具有多年豐富經驗的醫師及專家，包括周正成醫師、林應然醫師、陳五常醫師、林于粲醫師、楊曜旭醫師、吳維峰醫師、沈建忠醫師、張淑鳳醫師、楊玲玲教授、劉美珠老師和本人，來為大家說明我們在相關領域中認為最重要的內容。在這段期間我也擔任了審稿及部分校稿的工作，所以也有幸對這其中的內容先睹為快。我們深切地盼望，能夠讓大家在最方便的情形下取得氣喘病的基本常識及資訊。

在編寫此一書的過程中也遇上基金會嚴道董事長因病驟逝，令人不禁因為國內喪失了一位堅持原則的健康及公益推動的精神導師而唏噓。而也恰巧有機會拜讀了嚴董事長的傳記，更得以了解嚴先生一路走來的堅持，讓後生晚輩的我們更是佩服不已。隨著年紀的增長，發現要堅持自己的理想和方向其實不是一件很容易的事；但也深深覺得能夠做一些自己想做的事，其實也是一種快樂。

在此，十分感謝這次參與撰寫本書的好友們，尤其是董氏基金會的編輯群，如果沒有他們的催稿，這本書將永遠無法完成。我們更希望這本書的撰寫只是個開始，未來能夠有更多的衛教書籍逐步地完成。

（本文作者為台大醫院小兒部風濕免疫科主治醫師）

【推薦序】

減少氣喘發作，從了解開始

黃焜璋

從神農氏嚐百草，古人用麻黃湯來治氣喘已有數千年的歷史。氣喘可說是個相當古老的疾病，而近二十年來全世界氣喘病的發生率一直在增加，尤其是小孩的氣喘發生率更是迅速增加，如台北市學童的發生率已從民國63年的1.3％上升至民國91年的19.8％，可說是相當驚人。如今氣喘已是全世界最常見的慢性病，不僅嚴重威脅到人類的健康，並且在已開發中國家的治療費用，已佔醫療費用總支出的1~2％，因此各國對於氣喘病皆逐漸加強防治。

另外，氣喘也是個相當複雜的疾病，它的發作會受到先天遺傳因素，加上後天環境因素的刺激而發生，因此了解它的發生機轉相當重要。這次董氏基金會出版的這本《氣喘患者的守護》，本人拜讀再三，感到十分地高興，因為此書網羅了國內最負盛名及最有經驗的專家們，如江伯倫教授等，分別就氣喘的發生原因、居家照顧、最新治療的發展，甚至包括傳統中醫及另類療法等無所不談，涵蓋範圍之廣可說不僅是醫護人員的一本好參考書，也是病患及家長們一本極珍貴的參考好書。

據國外的統計，如果病患及家長能多了解氣喘，積極加強照顧，病人的發作頻率可以減少五至八成，再加上新的藥物使用，可將病人的發作及危險性降到最少，大大提升生活品質，所以我極力地推薦各位讀者宜再三詳讀本書，您一定會有很好的收穫。（本文作者為行政院衛生署台北醫院院長）

【出版序】

購買健康，而不是購買醫療

葉金川

宏觀地看待醫療體系，預防保健是其中不可或缺的一環，但也是常常被忽略的一環。在我們的生活中，一般人對於健康促進，或是購買健康，體會不大，因此形成國人倚賴醫療、偏好吃藥，而忽視日常保健與疾病的預防。

一般說來，社會中大約有5％是重病者，15～20％是時而會生病的人，其餘有七成的人是完全健康，但是如何促使健康者維護健康，而不是依賴醫療這道最後防線，卻也是目前我們的醫療體系中相當缺乏的地方。

1974年，加拿大衛生部長MacLalonde提出，影響健康的原因包含基因、環境、生活習慣及醫療服務四大項。遺傳基因可經由產前篩檢以達到優生保健的功能，但真正能改變健康的情況卻不多；改善空氣、水、輻射線、廢棄物及污染等危害健康的環境因子，則是需要大眾共同作到保護自然生態的工作；生活習慣可以經由行為改變而促進健康，如飲食、運動、菸酒、檳榔、安全性行為、壓力情緒的抒發、正向思考模式的建立，或如騎乘機車戴安全帽等，是其中效益最高的一項。

至於醫療服務，許多人認為，尋求醫療服務是維護健康的唯一法門，但事實上，它所能影響健康的分量只有10％，其他90％都是遺傳、環境和生活習慣造成的。

目前台灣的十大死因排名依次是癌症、腦血管疾病、心臟病、事故傷害……，這是醫學上依器官或系統對疾病所做的分類，但是如果從疾病成因及預防因子的觀點著手，我們即可以清楚地知道，致病因子的預防才是重要的，要健康就是要避免或預防致病因子，醫療只是追求健康生活的第二道防線。

董氏基金會大家健康雜誌出版的「保健生活」系

列叢書，繼《與糖尿病溝通》、《做個骨氣十足的女人》之後，再出版《氣喘患者的守護—11位專家與你共同抵禦》，透過本書作者群在氣喘治療的臨床經驗與醫學研究，希望幫助讀者認識氣喘，了解引發氣喘的過敏原，並且獲得飲食與運動保健的相關知識。

在此特別感謝本書作者群：台大醫院小兒部風濕免疫科江伯倫主治醫師、台大醫院小兒部風濕免疫科林于粲主治醫師、台大醫院小兒部風濕免疫科周正成主治醫師、台大醫院小兒部風濕免疫科楊曜旭主治醫師、長庚紀念醫院中醫內科沈建忠主治醫師、台北市立忠孝醫院小兒部林應然主任、國泰醫院小兒科陳五常主任、台北仁愛醫院小兒科吳維峰主任、屏東市民眾醫院張淑鳳院長、嘉義大學生命科學院楊玲玲院長、台東師範大學體育系劉美珠副教授，尤其特別感謝黃焜璋院長和北醫防治團隊為本書審閱及作序推薦，以及江伯倫醫師在內容規劃上的幫助。（本文作者為前中央健康保險局總經理、前台北市衛生局局長，現任董氏基金會執行長、慈濟大學公共衛生學系教授）

前言

擁抱健康從學習做起

在秋冬之際，氣候變化較大的時候，氣喘患者又要開始警戒、備戰，為的只是希望自己的氣喘症狀不要輕易發作，或是一旦發作能夠迅速地恢復正常。這也正是我們策劃出版這本書的目的。

根據世界衛生組織的統計，氣喘的人數每年增加50％。全球約有一億至一億五千萬人氣喘，每年約有18萬人因為氣喘死亡。在台灣，二十年來，氣喘病人成長的速度，令人咋舌。二十年前台灣兒童只有1.3％罹患氣喘，民國85年的研究卻發現，每十個兒童就有一個是氣喘。

如果父母都有過敏，則小孩過敏的機率是1/2～2/3，如果父母一方有過敏，則小孩過敏的機率為1/3。這也就是為什麼談到氣喘的病因時，就必須特別提到遺傳體質的原因。

氣喘，一方面固然是遺傳體質使然，但是生活環境愈來愈不利過敏體質的人生存，也是主要原因。工業化所帶來的環境污染、現代社會的生存競爭和種種心理壓力，還有屋內不易清洗的裝設（例如地毯、窗簾），助長過敏原如塵蟎、黴菌的生長，飲食習慣改變等都可能促發過敏及氣喘。

新世代的兒童待在室內的時間太長，讓塵蟎有機可乘。以前孩子常在外面亂跑、遊玩，但是現在的小孩幾乎整天窩在家裡打電動、上網，或是與毛茸茸的玩具、貓、狗寵物玩耍，等於終日與塵蟎為伍。另一方面，父母把小孩保護得太好，使他們沒有機會發展免疫能力，也是小孩氣喘增多的原因。也就是說，現在的小孩只要有輕微感冒就吃抗生素，根本沒有辦法自己對抗病菌。

因此，愈來愈多的人受到氣喘的困擾，常在半夜或清晨咳個不停，甚至呼吸時出現「咻—咻—」的聲音，遇到灰塵或吸入刺激性的物質時也會咳個不停，或是稍微運動一下就呼吸困難、上氣不接下氣。這些都讓不少氣喘患者心情沮喪低落，失去往日生活的節奏。

如何治療氣喘？最先採用的就是藥物治療，一是氣管舒張劑，另一類則是抗發炎藥物。醫師常告誡病人，藥物的治療是不得已的，首要之務是先避免氣喘的產生；一旦氣喘發作應盡速就醫，病人或家屬常有的錯誤觀念是，因不願使用藥物而強行忍耐，結果氣管長期處於發炎的狀態，症狀更加惡化，發作期間更為頻繁。

如果能靜下心來，仔細地檢視自身周遭的環境，找出引發氣喘的過敏原，逐步地改善，打造一個清新的居住環境，再配合藥物的使用及預防，也許你會發現，氣喘其實是一項可以預防、控制良好的疾病，只要在生活習慣中多加注意即可。對於本書，你可以依著順序閱讀，也可以任意從其中一個單元切入，同樣可以了解到氣喘的各個面向。這本書的書名叫作《氣喘患者的守護—11位專家與你共同抵禦》，但是它同樣希望病患與家屬都能閱讀，因為氣喘患者的病情，是可以因為家人的關懷、照顧等因素而得到更好的控制與效果。

誠心建議氣喘病患，除尋求專科醫師幫忙外，也應該學會如何避免氣喘發生，如何自我偵測病情，以及遵從醫師指示按時服藥、調整藥物，如此，可輕鬆遠離氣喘，擺脫氣喘的威脅。

我們由衷地期盼，這本書能帶給讀者更健康美麗的人生。

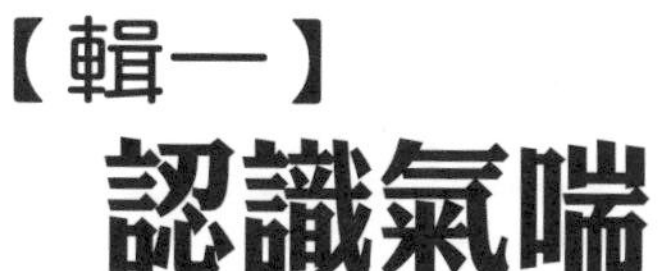

【輯一】認識氣喘

氣喘發生的原因

台大醫院小兒部風濕免疫科主治醫師
江伯倫

氣喘屬於過敏性疾病，主要症狀有呼吸困難、夜咳或喘鳴等現象。發病的原因，一方面是受過敏體質的影響，另一方面，生活環境愈來愈不利過敏體質的人生存，也是主要原因之一。

提到氣喘，大多數的患者及家長首先想到的就是，究竟在何種情形下必須要懷疑已罹患氣喘？家長們應特別注意孩童是否出現下列的情形，在季節交替之際，孩童在白天時可能未有任何症狀，但是在半夜或清晨時便咳個不停，甚至呼吸時出現「咻—咻—」的聲音；遇到灰塵或吸入刺激性的物質時會咳個不停，嚴重時也會喘鳴，或是稍微運動一下就出現呼吸困難、上氣不接下氣或喘鳴的現象；罹患感冒時，若經常覺得病情總是延宕好幾個星期，雖然已經退燒，但是咳嗽及流鼻水的症狀卻一直無法改善。如果有發生上述的情形，表示罹患氣喘的可能性相當高，必須由過敏專科醫師經由臨床症狀、理學檢查、血中過敏抗體的濃度及肺功能檢查等作診斷，並視病情接受進一步的治療。

過敏疾病的發病原因

過敏抗體的產生跟遺傳之間有著密切的關係，加上近幾年來文明與工業化的進步，以及民眾飲食習慣的改變，才導致過敏疾病的逐年增加。但是，由於氣喘方面的過敏疾病並非是單一基因的遺傳，所以利用基因進行早期的診斷，醫界目前尚在努力中。

遺傳因素

過敏疾病的發病原因中有著相當重要的遺傳因素，即所謂的異位體質（atopy），也就是有異位體質的人特別容易對過敏原產生免疫球蛋白E （immunoglobulin E, IgE）的抗體。過敏體質跟遺傳有著明顯的關係，這一點可由過敏疾病患者的家族病史明顯看出。根據統計，如果父母其中一人罹患過敏疾病時，則孩童約有1/3的機率可能罹患過敏疾病；如果父母兩人都罹患過敏疾病時，則孩童得到過敏疾病的機率高達2/3。母親的影響力比父親大得多，可能是因為有過敏體質的母親，體內會產生一些傾向過敏的物質，通過胎盤影響胎兒的免疫反應。其他家族成員如祖父母，若有過敏疾病，也會提高發生率。

這些結果顯示，過敏抗體的產生跟遺傳之間還是有著密切的關係，再加上這幾年文明與工業化的進步，以及飲食習慣的改變，才導致過敏疾病逐年地增加。但是，氣喘等過敏疾病並非由單一基因的遺傳，所以利用基因進行早期診斷，目前醫界還在努力中。

環境因素

首先是我們環境的污染愈來愈為嚴重，由於工業化的關係，使得工廠排放出來的廢氣迅速增加；同時每年增加的汽機車，所排放出來的廢氣中含有一氧化碳和二氧化硫等物質都會影響我們的呼吸道，導致呼吸道對過敏原更為敏感。民國八十五年衛生署委託國內公衛學者所進行的大規模調查便發現，與交通工具相關的空氣污染物質，如一氧化碳、二氧化硫和10 μm以下的微粒子，和氣喘的發生率呈現明顯的正相關，顯示空氣污染的確是導致氣喘的一個重要因素。

另外，我們的居住環境也跟以往有著很大的差別。現代人居住或辦公的地點大都是在公寓或是具有中央空調的大廈內，跟以前住的平房有著相當大的不同。由於現代人即使住在公寓內也都習慣關閉窗戶，所以屋內的過敏原便容易聚積，導致過敏原的濃度過高。住在有中央空調的大廈內，也容易因為通風管內的過敏原孳生而導致屋內過敏原的增加。

現代人飲食習慣改變也是導致過敏疾病增加的一個重要原因。國人的飲食習慣在近年來似乎有愈來愈西化的傾向，包括米及麵食在內的澱粉食物減少，油脂類和油炸的食物增加，纖維類的食物減少；飲食內容中炸油的使用次數及含量增加，皆會導致一些發炎物質如前列腺素等的增加，造成更嚴重的發炎反應。

最後，現代人的運動量減少也是一個重要的因素，尤其是孩童們，由於都市內的活動空間變小，又大都沈迷於一些電動遊戲和上網，讓身體內的免疫細胞無法經由適當的運動而有增強的效果，反而有利於過敏疾病的免疫反應產生。上述這些情形可能都是導致現代人過敏疾病逐年上升的主要原因。

愈來愈多的研究認為，過敏疾病的增加跟生活環境過於乾淨有關。家中有兄弟姊妹，或是提早至托兒所就讀的孩童，雖然容易受到感染，但是長大後發展出過敏疾病的機會反而比較低。一份研究中國大陸孩童的報告顯示，接種肺結核疫苗（BCG）的孩童長大後罹患過敏疾病的機會也比較低。於是有學者提出「衛生習慣」的理論（Hygiene Theory），認為現代的孩童因為保護過度，接觸病原體遭受感染的機率比以前遠遠降低。

部分病原體分泌的內毒素（eodotoxin）有助於第一型T輔助細胞的發展，能夠有效地抑制第二型T細胞免疫反應的進行。建議家長在孩童尚未有過敏疾病之前，如兩、三歲的年紀，若經常感染病毒或細菌性的疾病，此時不必過於緊張，因為接觸到這些病原體對小朋友反而是有助益的。

孩童剛上托兒所或幼稚園時，因接觸到許多新的過敏原可能造成反覆性的感染，需要經常就醫診治。有些父母親因為擔憂，甚至不肯讓孩童上學。醫界提醒父母親，在就學的前半年照顧會較為辛苦，但是若能經由適當的調整而減少這些症狀，反而會讓孩童的抵抗力增加、過敏疾病的發生率降低。必須注意特定的感染如痲疹、呼吸道融合病毒、黴漿菌和披衣體等病原體，容易導致第二型T輔助細胞的反應，若出現反覆的感染，反倒會引發過敏性疾病。

免疫機轉

什麼是過敏抗體？過敏抗體又是如何產生？依照免疫細胞表面標記及功能，T細胞可以大略分成T輔助細胞及細胞毒殺性T細胞兩種。T輔助細胞分泌的淋巴介質可以幫助免疫系統內的其他細胞如B細胞製造抗體，T細胞毒殺性細胞則進行細胞毒殺的功能。近年來的研究發現，T輔助細胞依其製造的淋巴激素的不同可分成第一型T輔助細胞及第二型T輔助細胞兩類。

第一型T輔助細胞主要負責細胞性的免疫力，與感染疾病、腫瘤、器官移植等的反應有關。第二型T輔助細胞分泌的介白質—4（inerleukin—4,IL—4）則幫助B細胞製造IgE的過敏抗體，介白質—5（interleukin—5,IL—5）可以吸引嗜伊紅性白血球（eosinophil），其放出的一些發炎介質會導致嚴重的過敏症狀。同時，第一型T輔助細胞能夠調節第二型T輔助細胞的活性，而第二型也相對地會抑制第一型T輔助細胞的活性。當身體內第二型T輔助細胞的活性過高時，會幫助B細胞製造較多的過敏抗體，而出現過敏疾病。

因此，體內的第一型和第二型的T輔助細胞應該像翹翹板一般，維持一個平衡的狀態，才能夠保有健康。由於環境的污染和飲食習慣的改變等，孩童在免疫發展上出現了一些變化。近年來，由過敏疾病的急速增加和腸病毒等的流行，可以看出國人身體內的第一型和第二型T輔助細胞已經出現不平衡的情形。

病理變化和過敏原

過敏的致病機轉為過敏原、過敏原特異性的IgE，以及肥大細胞等的共同作用。過敏原與附在肥大細胞固定區（fragment constant, FC）受體的IgE結合後，促使肥胖細胞進行去顆粒作用，釋出一些介質如組織胺（histamine）、白三烯素（leukotriene）及趨化因子(chemotactic factors)等，會造成血管通透性增加、氣管收縮而導致症狀。

同時會吸引其他如中性白血球、嗜伊紅性白血球（eosinophil）等細胞到作用的區域，形成發炎反應。過敏疾病的發炎過程依照參與分子和細胞的不同，分成早期（early phase）和晚期（late phase）反應。早期反應是指過敏抗體與過敏原接觸，導致肥大細胞釋放出許多發炎物質，導致上述的症狀。但是，過敏反應會成為慢性、持續性的發炎反應，跟晚期反應時許多細胞的參與包括中性白血球、嗜伊紅性白血球、淋巴細胞和巨噬細胞等，在發炎部位聚積導致更嚴重的組織破壞。

而在急性發炎後，體內又會開始進行修補的過程，如同受傷後傷口會結疤，氣管周圍也會進行所謂纖維化的過程。一旦出現反覆發炎和修補的情形，氣管便容易因嚴重的纖維化而導致變形。

過敏原進入人體的途徑

依照過敏原進入人體的途徑分成食物過敏原及空氣過敏原兩種，空氣過敏原跟一些如支氣管性氣喘、過敏性鼻炎的發生有關。相對地，食物過敏原則跟一些皮膚、腸胃道的過敏疾病有關，所以嬰兒一旦食物過敏，便容易出現如異位性皮膚炎、蕁痲疹等症狀。

台灣地區常見的空氣過敏原包括塵蟎、蟑螂、黴菌和花粉等，其中以塵蟎是最常見的空氣過敏原，幾乎90％以上過敏氣喘患童是對塵蟎過敏，主要原因是台灣地區的溫度和濕度都非常適合塵蟎的生長和繁殖。塵蟎屬於8隻腳的節肢動物，只有針頭大小，肉眼看不到，生活在較潮濕且暖和的環境（濕度在60～80％以上、溫度在25～30℃）特別適合生長。

塵蟎靠家中的有機物如黴菌、動物皮屑為食物過活，所以家裡堆積動物皮屑或黴菌生長的地方，如地毯、毛皮沙發、窗簾等處都特別容易有塵蟎的生長。根據流行病學的調查，台灣地區的家塵中每克灰塵含有蟎的數目約為300～500隻。台灣地區幾乎一年到頭，家中都有著高量的塵蟎。如果塵蟎的含量超過每克灰塵100～200隻即可能引起過敏症狀。

塵蟎過敏原指的是其分泌物或死掉的蟲體，並不是塵蟎直接侵犯到人體而導致過敏的症狀。所以除了減少塵蟎的繁殖外，也需要經常利用吸塵器清除可能藏有塵蟎分泌物或蟲體的地方。

蟑螂過敏原在最近幾年似乎有逐年增加的趨勢，過敏患童對其出現過敏的情形，由原本20～30％的陽性率逐漸增加為40～50％。

由於台灣處於亞熱帶地區，整個大環境適合黴菌的生長，花粉過敏原在台灣較少見，是因為氣候過於潮濕，花粉不易在空氣中飛揚。大多數的花粉在開花的春天，受梅雨季潮濕的影響，會沈積在泥土裡，而不會在空氣中飛揚。目前只有金門因為風大的關係，對豬草的過敏比例比其他地區要來得高。

食物過敏原最常見的是牛奶及蛋白，其次是有殼的海鮮等食物。嬰兒若對牛奶或蛋白過敏時，便容易出現如異位性皮膚炎的症狀，如能在嬰兒期避免食用這些食物過敏原，異位性皮膚炎的症狀便可能消失。對於異位性皮膚炎患童，醫師建議餵食母乳，或是食用水解奶粉直到一歲以後。在開始餵食副食品的期間，應避免易引起過敏的食物如蝦子、龍蝦、螃蟹、牡蠣、蛤、干貝、鮑魚等。另外，有些人是對核果類過敏；少數人會對水果過敏，包括草莓、奇異果或芒果等。

神經內分泌系統對過敏疾病的影響

在氣喘發作的誘發時期，若受到如緊張、冷空氣及運動等因素的影響，可能導致症狀的急性發作。許多過敏疾病患者都有類似的經驗，每到季節交替之際，天氣忽冷忽熱時就容易出現過敏的症狀，包括容易打噴嚏、流鼻水，甚至出現夜咳或嚴重氣喘的情形。而在秋、冬交替之際，冬季的衣服、床單、被單等衣物，因為在櫥櫃內置放了相當久的一段時間，會使得過敏原的含量增加而容易誘發氣喘。孩童可能因為對溫度和濕度適應不良，而造成氣喘的發作頻率增加。一項研究發現，如果讓氣喘患童喝下500cc的冰水，約有70％以上會在6小時內出現氣喘的相關症狀，顯示過冷的刺激對孩童是不好的。部分患童因未發現引發氣喘的外在過敏原，所以被歸類在內因性氣喘（intrinsic asthma）的範疇。這些內因性氣喘可能因為患者本身緊張，或是受溫度及濕度的影響而導致氣喘發作，都與神經系統的過度反應有著密切的關係，氣喘患者若在課業及工作壓力較大的情形下，也容易導致氣喘的發作。但是截至目前為止，有關神經內分泌系統在過敏疾病機轉角色的研究還不是十分廣泛，在未來需要更多的努力，以研發出更有效的治療方法。

過敏疾病進行曲

過敏疾病的發生是階段性的，最早出現的是異位性皮膚炎，大約在出生1～2個月後會出現症狀，主要在臉上、耳後、脖子和手腳關節的內側出現皮疹。孩童會因為皮膚癢而抓個不停，也會感覺較為乾燥，更增加癢感。異位性皮膚炎主要因為牛奶或蛋白等食物過敏原引起，隨著年紀增加會逐漸改善，通常在2歲左右可以完全康復。但醫師還是強調，如果小時候出現過嚴重的皮膚過敏症狀，會提高未來過敏性鼻炎和支氣管性氣喘的發生率。一般來說，2～5歲孩童因為剛上托兒所或幼稚園，常因感染疾病而就醫，過敏症狀反而不是特別明顯。跟空氣過敏原較有關係的過敏性鼻炎和氣喘，通常在4～5歲後比較明顯，因為這個階段孩童所處的環境，暴露的空氣過敏原逐漸增加，而導致跟空氣過敏原相關的過敏疾病症狀愈來愈明顯。由於過敏疾病的發生在不同的年紀有著相當不同的臨床表現，所以有許多學者才稱之為「過敏疾病進行曲」(Allergy March)。這樣的現象也提醒大家，預防氣喘的發生需要從幼小時做起。

加重氣喘發作的危險因素

一旦開始出現氣喘的症狀後，有許多因素可能會加重氣喘的發作，包括一些特定的疾病、二手菸、過於激烈的運動及喝過冰的冷飲等。在各種疾病中，過敏性鼻炎症狀的嚴重性和氣喘有著非常密切的關係，所以醫界認為過敏性鼻炎和氣喘其實是「同一呼吸道，同一個病」(One Airway, One Disease)。兩者的致病原因相同，都是對空氣過敏原敏感，而患者發生的年齡、性別和季節都類似，約有80％以上的氣喘患者合併有過敏性鼻炎。

過敏性鼻炎患者在經過一段時間後，通常會發展出嚴重度不一的鼻竇炎，原本清澈的鼻涕逐漸轉成黃而粘稠，若遭受細菌感染，可能會有黃綠色、帶有異位的鼻涕蓄膿出現。這些慢性過敏性鼻炎患者經年累月下來，會導致鼻涕倒流，患者會老是覺得喉嚨有痰，咳嗽的症狀會更為嚴重，這也是醫師為何強調過敏性鼻炎和氣喘病應該要同時治療的重要原因。

年紀較小的孩童，腸胃道的發育還未成熟，可能出現胃酸逆流入食道的情形，對呼吸道造成刺激，而誘發長期性的咳嗽。這種因為食道胃酸逆流所引起的咳嗽，是長期而持續性的，所以常常會被誤診為氣喘。如果氣喘的患童有食道胃酸逆流的情形，會造成治療上的困擾，應該針對食道胃酸逆流加以治療。

孩童若在2～5歲之間遭受過敏原的感染，會使其抵抗力增加，降低過敏疾病的發生，對孩童的發展不見得不好。但是，若已經發展為支氣管性氣喘則正好相反，氣喘患者如果感染疾病，尤其是上呼吸道的感染，通常都會誘發極為嚴重的氣喘症狀，須盡量避免這些感染，因為氣喘患者本身的呼吸道已經相當敏感，若再加上外來的感染，會讓原本已無法承受的肺活量變得更差，加重原來的氣喘病情。所以，氣喘病患在各種流行病猖獗的季節應盡量避免出入公共場合。

此外，民眾時常詢問醫師的一個問題就是：氣喘患者究竟是否適合運動，或是平日應如何運動？尤其氣喘患者在劇烈運動時經常會喘不過氣，甚至出現喘鳴，該如何控制呢？基本上，氣喘患者平日需要規律的運動，爬山、游泳都是不錯的選擇。如果在運動初期有呼吸困難或上氣不接下氣的情形，顯示呼吸道存在明顯的發炎反應，需要利用藥物，如抗發炎藥物或長效型的氣管擴張劑來治療。醫師們建議患者在運動前半個小時適當地使用氣管擴張劑，再進行各項運動，雖然初期會較為辛苦，但是長期下來反而對患者的過敏情形有明顯的助益。

總而言之，氣喘的發生率在近幾年還是持續地增加，若能對其病因和一些加重因素了解得更清楚，可以使氣喘病情的控制掌握得更好。未來，應針對患者本身的遺傳因素、環境中的過敏原及生活中可能遇到的加重因子等多方面改善，也許氣喘病患不須再完全依賴藥物控制，這正是醫界想要達到的最終目標。

【作者簡介】

學歷：台大醫學士
美國加州大學戴維斯分校博士

經歷：台大醫院小兒部風濕免疫科主任
台灣大學免疫學研究所所長
獲選民國87年十大傑出青年

現職：台大醫院小兒部風濕免疫科主治醫師
台大醫學院臨床醫學研究所、免疫學研究所教授、兒童過敏及氣喘病學術文教基金會執行長

專長：一般小兒科、過敏、氣喘

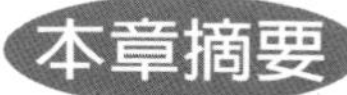

氣喘發生的原因

◆ 過敏疾病的發病受遺傳、環境、飲食等因素影響。氣喘是過敏疾病的一種。

◆ 根據統計，如果父母其中一人罹患過敏疾病時，孩童約有 1/3 的機率可能罹患過敏疾病；如果父母兩人都罹患過敏疾病時，孩童得到過敏疾病的機率高達 2/3 。

◆ 台灣環境污染愈來愈嚴重，飲食習慣愈來愈西化，運動量愈來愈少，都是導致現代人過敏疾病逐年上升的主要原因。

◆ 愈來愈多的研究認為，過敏疾病的增加跟生活環境過於乾淨有關。有學者提出「衛生習慣」的理論，認為現在的孩童因為保護過度，接觸病原體遭受感染的機率比以前遠遠降低。建議家長在孩童未有過敏疾病之前，如二、三歲的年紀，若經常感染病毒或細菌性的疾病，不必過度緊張，若能經由適當調整而減少感染症狀，反而會讓孩童的抵抗力增加，降低過敏疾病發生率。但是，若已經發展為支氣管性氣喘，通常都會誘發極為嚴重的氣喘症狀。

◆ 過敏原可分為空氣過敏原與食物過敏原，空氣過敏原與支氣管性氣喘、過敏性鼻炎有關；食物過敏原與一些皮膚、腸胃道過敏疾病有關。

- ◆ 台灣地區常見的過敏原有塵蟎、蟑螂、黴菌和花粉等，其中以塵蟎最常見，幾乎90％以上過敏氣喘患童是對塵蟎過敏。
- ◆ 過敏疾病的發生是有階段性的，最早出現的是異位性皮膚炎，大約在出生後1～2個月會出現症狀，主要是因為牛奶或蛋白等食物過敏原引起，隨著年紀增加會逐漸改善，通常在2歲左右可以完全康復。但是醫生強調，如果小時候出現過嚴重的皮膚過敏症狀，會提高未來過敏性鼻炎及支氣管性氣喘的發生率。
- ◆ 加重氣喘發作的危險因素，包括一些特定的疾病（如過敏性鼻炎、食道胃酸逆流）、二手菸、過於激烈的運動及喝過冰的冷飲等。

氣喘病危險群

台大醫院小兒部風濕免疫科主治醫師
林于粲

兒童是氣喘病的高危險群，超過一半的患者在6歲前被診斷罹患氣喘；成人氣喘則多屬於小兒氣喘的延續；老年人、孕婦的罹病率較年輕人為低，而某些須暴露於粉塵、蒸氣、菸霧中的工作者，亦為氣喘病的危險群之一。

世界各國氣喘病盛行率的統計資料，都是兒童大於成人，也就是兒童時期發病的病童，在成年後氣喘的症狀可能會緩解。

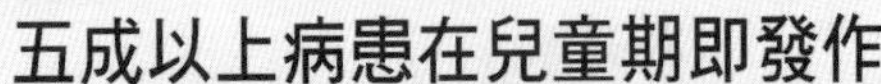

五成以上病患在兒童期即發作

大約1/3氣喘病患年紀在18歲以下，過半數在6歲前被診斷已罹患氣喘病。由此可知，氣喘病較容易發生於兒童期。發病率的高峰是5歲以下的男生，隨著年紀增加，新的病患數反而減少；男童的數量多於女生，可能因為男童的支氣管管徑比女童小，但是長大之後即無此差異。所以，成人的氣喘病患，男、女的數量沒有很大的差別。

雖然有許多小朋友會有氣喘的症狀，但兒童氣喘病的預後狀況都很好，1/2～2/3（各地區統計結果不同）的氣喘病童在青春期或成人期前，症狀會減少或消失，這與支氣管的成熟和管徑增大有關，特別是未罹患異位性皮膚炎、沒有氣喘病家族史、只有在病毒感染或環境惡劣才發病的孩童，預後狀況更好。

3～4歲的孩童罹患氣喘的原因是與環境有關，例如母親吸菸，長大後痊癒的機會較大，而內因性的氣喘病，例如體內的過敏性免疫球蛋白E及嗜伊紅性白血球增高，比較容易有持續性的氣喘病。此外，氣喘症狀輕微的孩子，痊癒的機會比較大，如果是嚴重或經常發作的氣喘病，不但痊癒的機會較低，成人時也比較容易再發，95％的人長大後變為成人型氣喘病。有一研究針對118位初期症狀輕微的氣喘兒，追蹤20年後，35％未再發，34％雖復發但症狀輕微，僅有3％成為慢性氣喘病，至於126位初期症狀較嚴重的氣喘兒，20年後不再發的機率只有20％，38％成為慢性氣喘病。部分氣喘病較嚴重的小孩，持續性的支氣管發炎可能會影響肺功能的發展，使成人時肺功能不及常人，最後會造成無法恢復的呼吸道阻塞。

目前的研究證明，早期且適當地使用抗發炎藥物（如吸入性類固醇）控制氣喘病，肺功能的成長比較不受影響，可以改善氣喘病的預後。有些家長擔心孩子一旦吃了藥，就會變成對藥物有依賴性，將來不能停藥，事實上卻相反，愈早積極治療預後愈好。

2歲以下的小兒發生喘鳴，其中僅有少數在3～5年後仍然有喘鳴的症狀，倒不是因為小兒氣喘病都治癒，而是部分患童只是呼吸道感染或支氣管細小而發生喘鳴，呼吸道並未有慢性發炎的反應，本身並不是氣喘病。

成人病患是小兒氣喘的延續

成人氣喘病是由小兒氣喘病反覆發作延續到成人，或是小兒氣喘病緩解多年後再度發生，另一種則是成人期才發生的氣喘病。其實，氣喘病發生的原因是呼吸道的慢性發炎反應，是一種慢性病。學理上，氣喘病的治療沒有所謂的治癒，若是長期控制良好，可以長期緩解沒有症狀。

老年人罹病率較年輕人為低

氣喘病和其他過敏性疾病可以發生在任何年齡層，也可能在年紀大以後才出現。據國外以往的研究發現，氣喘病人中，40歲以後才首次發病者有15％，60歲以上才發病者有3％，70歲以上才發病者有1％。美國的調查發現，50歲以上的氣喘病患中，男性（55％）略多於女性（45％）。由此看來，在退休以後才出現第一次的氣喘病發作，雖較少見，但絕非不尋常。其實，老年人因為肺部功能隨年齡增加而愈來愈差，輕微的發炎反應就會產生氣喘病的症狀，所以老年人氣喘病的比率比壯年人高，但因總人數少，比較不被注意。

由於許多氣喘病的老年人有抽菸的習慣，加上氣喘發作時的典型症狀，譬如呼吸困難、咳嗽、喘鳴等，與常見的無法恢復的慢性阻塞性呼吸道疾病（慢性支氣管炎和肺氣腫）、支氣管擴張症、心臟衰竭…等相似，而且，許多老年人對立即性皮膚敏感試驗度較差，血中過敏性免疫球蛋白E濃度也隨年齡增加而逐漸降低，因此不易測知，這些都會影響醫師的診斷。再者，有些老人對於支氣管收縮的自覺性較差，在診斷上若沒有詳細詢問病史及作肺功能檢查，易造成誤診，進而影響治療與預後，浪費醫療資源。所以老年人若有上述的呼吸道症狀，須就診於專業的胸腔科醫師，作正確的診斷與治療。

一旦罹患，住院、死亡率最高

老年人發生氣喘病的機率比小孩及年輕人為低，但其住院率及死亡率卻遠比其他年齡層高，而死亡率更隨年齡增加而明顯上升。原因在於老人對於氣喘症狀的感受力較差，對呼吸困難等症狀的感覺較遲鈍，常常氣喘發作而不自知，即醫師聽診已發現明顯喘鳴聲，但病患仍不自覺。即使在同等程度的呼吸道阻塞與缺氧狀態下，老年人的臨床表徵如心跳加速等，也常較年輕人不明顯，這些原因常使病人及家屬，甚至醫護人員低估其嚴重性，導致治療不足。

其他原因還包括老年人常合併心臟問題或攝護腺肥大，導致用藥顧忌頗多；老年人常因罹患多種疾病，用藥種類多，易有藥物交互作用，增加用藥困難度。老年人也比較不會使用吸入型的藥，即使多次教導仍然經常使用錯誤。老年人因支氣管的乙二型交感神經受體隨年齡增加而逐漸減少，所以對支氣管擴張劑的效果反應較差，若用藥不節制，容易使用過量。老年人常過度依賴類固醇會造成副作用，如糖尿病、高血壓、骨質疏鬆、肺結核菌感染等。

至於老年人的氣喘病會不會痊癒？目前國內雖無大規模的統計，但是一些國外的小型調查研究發現，根據病因與疾病持續的時間，對於治療的反應及痊癒的機會有所差異。如美國亞利桑那州對804位65歲以上老人平均追蹤7年半的研究結果發現，即使經由追蹤治療，大多數老人的咳嗽與多痰現象仍舊無法改善，而且只有不到20％的老人在追蹤期間，症狀完全緩解。對於治療反應良好的老人，多屬於症狀輕微且早期即接受治療的患者，至於那些症狀嚴重或是耽擱多年才就醫的老年人，期盼藉由藥物治療達到痊癒似有困難，所以，再次突顯早期診斷與治療的重要性。總之，老人氣喘病的預後比兒童及年輕人差，輕度氣喘病的老人，症狀完全緩解的機率為46％，中度患者只有20％，重度患者幾無可能痊癒。

僅三成病患懷孕時病情惡化

有些氣喘病患在懷孕時才被診斷出來，氣喘病也常因懷孕而有不同程度的變化。約有1/3的孕婦會因懷孕而使氣喘惡化，1/3症狀不變，另有1/3會因懷孕而使症狀改善。在懷孕中每分鐘呼吸量會增加，因此會產生呼吸鹼血症，氧氣消耗量也會增加。同時，由於懷孕會造成支氣管充血及腫脹，且橫隔膜會因為肚子裡有胎兒而向上頂，這兩個因素都會使呼吸道阻力增加。

而懷孕後氣喘婦女的症狀，是否都會因上述的變化而使氣喘更加惡化？答案頗具爭議，有些婦女因懷孕，症狀反而好轉，可能是因為內分泌變化，造成呼吸道阻力降低。部分研究指出，如果婦女在懷孕前氣喘症狀是屬於輕微者，其懷孕後氣喘惡化的機率較少。相反的，如果婦女懷孕前氣喘症狀屬於嚴重者，其懷孕後氣喘惡化的機率就大大提升。

在懷孕第24～26週氣喘惡化的機率較高，在37週後較少發生氣喘症狀。此外，在生產時氣喘發作的情況更少見，生第2胎時約有2/3的孕婦會和第一次懷孕所遇到的情況相似。至於所懷胎兒的性別是否有影響，有一研究顯示，16位懷女胎的孕婦有一半氣喘惡化，且無人改善；另18位懷男胎的孕婦中只有4人氣喘症狀惡化，但有8人症狀改善。因此，似乎懷女胎時氣喘症狀較易惡化。

就算懷孕使氣喘狀況變差，現今的藥物仍可以很有效地控制病情，同時氣喘藥物對孕婦及胎兒的影響很小，因此，氣喘病的婦女可以正常懷孕，不必太過擔心。

成人病患約1/5屬職業性氣喘病

所謂職業性氣喘病，是指暴露於作業環境中的粉塵、蒸氣、氣體、菸霧、敏感物等所引發的氣喘病，不論是在工作後才罹患，或是舊有疾病被激發，都屬於職業性氣喘病。根據美國的統計，成人氣喘病的病因大概有5～20％是和工作環境有關。

職業性氣喘病依據暴露分子的生化特性，有不同的致病機轉和臨床表現。因此，必須採取不同的因應措施，減少職業性氣喘病的發生率。目前約有300多種物質和職業性氣喘病有關，第一類致病機轉，是透過過敏性免疫球蛋白E引發的免疫反應所造成，包括分子量大於5000道耳頓的大分子物質和低於5000道耳頓的小分子物質。大分子物質諸如毛髮、麵粉、動物蛋白、植物膠、木材等，本身即是一個完整的過敏原，足以直接刺激過敏性免疫球蛋白E合成。至於小分子物質，由於體積較小，只有和蛋白質結合後，才能刺激過敏性免疫球蛋白E製造，所以本身只是一種附著素，這類物質包括白金、人工染料與非有機物質。雖然物質有大小區分，但當它們活化過敏性免疫球蛋白E之後，就會刺激嗜伊紅性白血球和肥胖細胞引發後續一連串的免疫反應。第一類致病機轉的物質必須經過一段潛伏期，往往在數星期、數月，甚至數年後才會發病。然而，一旦人體的免疫系統被激活後，大分子物質只需30分鐘，就可以造成氣喘急性發作；小分子物質因必須先和蛋白質結合，因此延遲到4～6小時後，才會發作。兩者都會表現出氣喘典型的早期及延遲兩階段反應。由於它們有一段潛伏期，要早期防治非常困難，而且只要相當低的濃度，就可藉由過敏性免疫球蛋白E引發免疫反應，不論改善作業環境、降低粉塵、增加抽風或戴口罩等皆完全無效。因此，這一類病人多半只能被迫轉業，或是調居不須接觸過敏原的二線工作。

第二類致病機轉是透過淋巴球產生細胞激素所引發的免疫反應，這類物質包括美國紅杉、錳、胺等。適度改善作業環境，減少暴露這些物質的濃度，可改善一部分的症狀。第三類致病機轉為物質本身是高刺激性物質，可直接對呼吸道黏膜產生永久性的傷害，這類物質包括菸霧、氯、氨、二氧化硫、臭氧等。傷害程度則取決於物質粒子的大小和對水的溶解度，粒子大小在0.5～5微米較容易造成遠端呼吸道的傷害，對水的溶解度愈高則愈易沈積在喉頭和氣管而引發損傷，達到更嚴重的破壞。當人們暴露此類物質數小時後，即會引發呼吸道阻塞的情形，屬於反應性呼吸道功能失調症，造成的呼吸道傷害大都無法恢復，戴口罩可避免更嚴重的損傷。職業性氣喘病的鑑定相當困難，其原因有三：

■ 從暴露到發作，有一段為時不短的潛伏期。

■ 初期症狀可能不明顯。

■ 作業環境過敏原複雜，無法找出真正的罪魁禍首，證實因果關係。

初期的警覺心，對防治職業性氣喘病無疑是最重要的，當走入工作環境會感覺流淚、鼻塞、咳嗽，就可能對某種物質過敏。另外，成人時才出現氣喘，作業環境中多人同時有呼吸道症狀，就業後氣喘才發生或惡化，曾經暴露於特殊刺激物質中，工作環境中有易見的粉塵、蒸氣及菸霧，工作上必須使用防護罩等情形，意味著氣喘病可能與工作有關。

在時序上，是否氣喘發作有日夜週期的變化，上班後才發作？或下班後一段時間才發生？是否經過一段休假，這些症狀將獲得緩解？每週週末是否總是氣喘惡化的最高點？如果以上答案是肯定的，就須就醫尋找更客觀的證據。

檢查方面，可以針對過敏原作皮膚測試或偵測抗體，也可以利用懷疑的過敏原，作支氣管激發測試。不過，以上的方法在實驗操作上有它的困難存在，比較簡單的方法是重複追蹤肺功能，利用尖峰呼氣流速計評估肺功能。在工作約兩個星期間，每兩小時記錄一次，然後離開工作兩個星期，再重新記錄。如果每星期有三次以上日夜差別超過20％變異度存在，或者上班和非上班期間肺功能明顯差異，就可確定氣喘病是肇因於職業傷害。

職業性氣喘病的藥物治療和傳統氣喘病的治療沒有任何差異，同樣也是使用吸入型類固醇和支氣管擴張劑來控制病情，唯一的差別是遠離過敏原或誘發物質為最重要的處理方式，否則單靠藥物治療不見得有太大成效。其次，職業性氣喘病患初期可能只是對單一過敏原有反應，隨著時間增長，可能也會對其他過敏物質產生交叉反應。所以，有20～50％的病患被迫轉業，在持續追蹤兩年之後，仍有60～90％的病患即使離開原來的工作依然被氣喘病所困擾。所以，若罹患職業性氣喘病，及早轉業將有助於病情緩解，同時更可減少過敏原的持續傷害及其所引發的肺部無法恢復的損害。另外，在轉業後仍要持續追蹤兩年之久，直到肺功能穩定為止。

誘發氣喘發作的疾病

氣喘病除了會受到過敏體質、外在環境、年齡或懷孕等因子的影響外，一些疾病如感冒、鼻炎、胃食道逆流…等，也會導致氣喘發作，甚或使病情惡化。

呼吸道感染促使氣喘病童病情惡化

呼吸道感染包括上呼吸道感染如咽喉炎（即俗稱的感冒）、下呼吸道感染如支氣管炎或肺炎，是最常引起氣喘急性發作或惡化的刺激因素。病毒感染最易加重氣喘發作的病情，其中以遭受呼吸道融合病毒（respiratory syncytial virus）、流行性感冒病毒（influenza virus）、副流行性感冒病毒（parainfluenza virus）、鼻病毒（rhinovirus）、腺病毒（adenovirus）等感染最易加重氣喘症狀。而遭披衣菌（chlamydia）和黴漿菌（mycoplasma）感染時也可能引起氣喘發作，但是一般而言，細菌感染較無關係。據研究，兒童氣喘惡化的原因約八成是病毒感染所引起，成人氣喘因感染病毒而惡化的則不到一半，但是很多學者認為這並不表示成人的氣喘發作與病毒感染無關，而是因為成人多在發病後期才就醫，且成人清除病毒所需的時間較短。

呼吸道感染引發氣喘及增加支氣管反應性的機制可分為兩種，一種是引發支氣管上皮細胞的損傷、發炎物質的增加和呼吸道發炎反應，其二是病原體特異性 lgE 抗體的生成（目前已知有呼吸道融合病毒、副流行性感冒病毒、披衣菌和黴漿菌的特異性 lgE 抗體），可能與肺細胞釋放過敏性介質如組織胺（histamine）及引起過敏性的免疫反應等有關。總括來說，病毒感染所引起的免疫反應可以催化氣喘的炎症反應，加重呼吸道的發炎和損傷，使氣喘症狀惡化。因此，避免呼吸道感染，如施打流行性感冒病毒疫苗，即可避免因感染而使氣喘發作或惡化。在治療上須使用短效支氣管擴張劑來減輕症狀，並及早給予抗發炎藥物如口服類固醇，或是增加吸入性類固醇以減輕呼吸道的發炎反應。由於病情常延續數週，所以藥物治療也要持續數週以確保其療效並減少日後的復發。此外，對於受到披衣菌或黴漿菌感染的氣喘病患，必須使用紅黴素等巨分子抗生素治療感染和解除氣喘症狀。

病毒對於細支氣管的早期傷害或病毒引起的過敏性免疫反應，會使幼兒在日後出現氣喘的機率增加。但也可能是幼兒本就有過敏體質，遇到病毒感染時，容易表現出細支氣管炎的哮鳴現象。這兩種病症，不容易釐清因果關係，也有可能是並存。

六成的氣喘病患罹患過敏性鼻炎

研究指出，六成的氣喘病患罹患過敏性鼻炎，尤其在25歲以前就罹患氣喘的病人更高達八成，在40歲以後才罹患氣喘病者出現過敏性鼻炎之機率僅有二成左右。氣喘病患受遺傳的過敏體質影響，常合併過敏性鼻炎、異位性皮膚炎、過敏性結膜炎等其他過敏性疾病。接觸吸入性過敏原如塵蟎，會導致上、下呼吸道的過敏性發炎反應。此外，鼻腔與支氣管的粘膜組織相似，且過敏性鼻炎及氣喘在鼻腔與支氣管粘膜所產生的發炎反應是相同的，意味著「兩種疾病可能都屬於同一種呼吸道疾病」。鼻子過敏的症狀，通常在氣喘症狀前或同時出現。目前尚無法預測過敏性鼻炎病患將來是否會出現氣喘病，但經由支氣管激發試驗，顯示很強的氣道過度反應，則可確定會演變成氣喘病。

鼻竇炎

鼻竇炎通常是因上呼吸道感染、過敏性鼻炎、鼻息肉等，造成鼻竇開口阻塞而衍生的細菌感染所引起的化膿性發炎。鼻竇炎分為急性與慢性，會使氣喘症狀惡化，原因可能為下列兩種：

■ 鼻腔黏膜受刺激會引起支氣管收縮。

■ 鼻竇炎所產生的化膿性黏液倒流而進入下呼吸道，使得細胞激素（發炎介質）進入下呼吸道而引起支氣管的過度反應。

持續性鼻竇炎經常是氣喘不易控制的原因之一。鼻竇炎應給予有效的抗生素持續治療2～4週，氣喘症狀也會隨之改善，當然，使用治療氣喘的藥物控制氣喘也是必需的。

胃食道逆流

胃食道逆流可能導致氣喘症狀惡化，尤其是兒童，主要症狀是心口有燒灼感，以及夜間時常氣喘發作，當胃食道逆流被治療後，氣喘也會得到改善。氣喘病患發生胃食道逆流的可能性是一般人的三倍，而大部分病患有裂孔型疝氣（hiatal hernia），甚至茶鹼的使用也會因為放鬆食道下方括約肌而使胃食道逆流症狀加劇。胃食道逆流與氣喘症狀的相關可藉由同時監測食道的酸鹼值及肺功能的下降來作診斷。避免在睡前3小時內進食，可減少睡覺時發生胃食道逆流的可能性，少量多餐，避免容易脹氣的飲料、油膩的食物、酒精、巧克力、咖啡、茶鹼及口服乙二型交感神經興奮劑。另外可使用抗胃酸分泌製劑（H2拮抗劑），或是使用藥物讓胃中食物快速排空（如Primperan、Prepulsid），睡覺時將頭部墊高15～20公分，都有助於減輕胃食道逆流的症狀。採用醫藥控制食道炎無效的病人，才考慮以手術治療。

【作者簡介】

學歷：台大醫學系畢業、台大醫學院臨床醫學研究所博士班進修中

經歷：台大醫院小兒部住院醫師

現職：台大醫院小兒部風濕免疫科專任主治醫師、台大醫學院小兒科兼任講師

專長：小兒氣喘、過敏性鼻炎、異位性皮膚炎、小兒風濕疾病、自體免疫疾病、先天免疫不全

本章摘要

氣喘病危險群

- 氣喘病較容易發生於兒童期，發病率的高峰是5歲以下的男生，大約1/3氣喘病患年紀在18歲以下，過半數在6歲前被診斷已罹患氣喘病。因為男童的支氣管管徑比女童小，男童罹患氣喘的數量多於女生。
- 成人氣喘病是由小兒氣喘病反覆發作延續到成人，或是小兒氣喘病緩解多年後再度發生，另一種則是成人期才發生的氣喘病。
- 老年人因為肺部功能隨年齡增加而愈來愈差，輕微的發炎反應就會產生氣喘病的症狀，所以老年人氣喘病的比率比壯年人高，但因總人數少，比較不被注意。但老年人的住院率及死亡率卻遠比其他年齡層高，而死亡率更隨年齡增加而明顯上升。
- 氣喘藥物對孕婦及胎兒的影響很小，因此，氣喘病的婦女可以正常懷孕，不必太過擔心。
- 職業性氣喘病，是指暴露於作業環境中的粉塵、蒸氣、氣體、菸霧、敏感物等所引發的氣喘病，不論是在工作後才罹患，或是舊有疾病被激發，都屬於職業性氣喘病。

◆ 呼吸道感染，是最常引起氣喘急性發作或惡化的刺激因素，包括上呼吸道感染如咽喉炎（即俗稱的感冒）及下呼吸道感染如支氣管炎或肺炎。

◆ 氣喘病患受遺傳的過敏體質影響，常合併其他過敏性疾病，有六成的氣喘病患罹患過敏性鼻炎，與氣喘在鼻腔與支氣管黏膜所產生的發炎反應是相同的。

◆ 持續性鼻竇炎經常是氣喘不易控制的原因之一，鼻竇炎所產生的化膿性黏液倒流而進入下呼吸道，引起支氣管的過度反應，鼻腔黏膜受刺激會引起支氣管收縮，導致氣喘發作。

◆ 胃食道逆流可能導致氣喘症狀惡化，尤其是兒童，主要症狀是心口有燒灼感，以及夜間時常氣喘發作，當胃食道逆流被治療後氣喘也會得到改善。

【輯二】

治療氣喘

氣喘病診斷

台大醫院小兒部風濕免疫科兼任主治醫師
周正成

氣喘病的診斷，除了依據患者的臨床症狀與身體理學檢查外，尚可藉助較客觀的實驗室檢查，包括肺功能測量、尖峰呼氣流量、X光等，評估患者呼吸道發炎阻塞的程度，以掌控病情、衡量可能復元的機會。

氣喘病是一種與過敏體質關係相當密切，由於環境當中的過敏原或非過敏的刺激因素，引起支氣管的慢性發炎及狹窄，所導致的可能恢復的慢性呼吸道阻塞疾病。病人會有咳嗽、呼吸急促困難、呼氣時有喘鳴聲等症狀。這些病狀常常突然發作，而且反覆產生；有時可能會自然消失，但大部分需要使用藥物治療才能解決。

氣喘病是成人與兒童相當常見的慢性疾病，而且對病人的日常生活、工作與學習均有相當重大的影響。根據台大醫院小兒部的調查結果顯示：一年當中，氣喘病童的發作頻率，19％發作5～11次，19.2％發作超過11～12次。劇烈發作時，常使病童無法上學、影響兒童的課業、難以入眠、無法積極從事體育活動等，甚至必須限制兒童的日常生活。約40％氣喘病童，經年受到氣喘病的干擾。因此，經由氣喘病的確定診斷，使病人得到良好的治療與生活照顧，促進身體健康，提升工作或學習能力，是一個相當重要的課題。氣喘病的臨床診斷，包括：

■ 如何確定罹患氣喘病。

■ 氣喘病嚴重程度的判斷、臨床症狀、理學檢查、肺功能測量，以及和其他疾病做鑑別診斷，是確定氣喘病的重要依據。

診斷之後，病人的治療方式及是否須及時緊急就醫，必須依據病情、急性發作時的嚴重狀況做判斷。

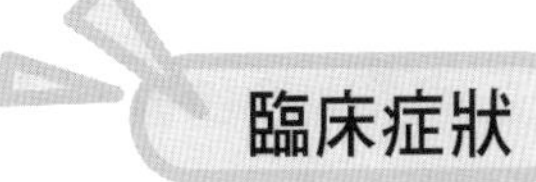

臨床症狀

氣喘病的臨床特徵為：

■ 患者常有氣喘病以外的其他過敏疾病，例如過敏性鼻炎、異位性皮膚炎或蕁麻疹。

■ 患者有氣喘病或其他過敏疾病的家族史。

■ 患者常因過敏原或其他非過敏的刺激因素，誘發咳嗽、喘鳴等症狀。除了在半夜或清晨較嚴重外，接觸塵蟎、蟑螂或花粉等過敏原，以及春夏之交或秋冬之際天氣變化時，尤其容易發作。此外，呼吸道感染、劇烈運動、空氣污染、吸二手菸及冰冷飲食也是容易誘發氣喘的原因。

■ 氣喘的臨床症狀多變，可以是突然發作、症狀輕重不定、患者可以自行緩解，但也可能需要服用藥物控制病情。以兒童氣喘病的症狀變化為例：部分是典型的喘鳴發作，另外則以長期慢性咳嗽為主要的症狀。一般而言，兒童氣喘的表現症狀，是以反覆持續地咳嗽、呼吸急促、呼吸時帶有喘鳴聲、焦躁不安、臉色蒼白為主，也常伴隨打噴嚏、流鼻水的症狀。

由於病患就診時，不一定氣喘病發或有臨床症狀，所以病史的詢問，常是診斷氣喘病的重要依據。表一所列問題，是病人或病童家屬須在家中觀察的重點，也是醫護人員在詢問病人病史時的關鍵。

表一、診斷氣喘病的重要臨床病史

- ◆ 2歲以下病童，曾被診斷為細支氣管炎二次以上。
- ◆ 曾有喘鳴或反覆出現喘鳴。
- ◆ 曾有明顯的夜間咳嗽。
- ◆ 曾經在運動後，出現咳嗽或喘鳴。
- ◆ 當吸入污染空氣或二手菸時會有咳嗽、胸悶或喘鳴。
- ◆ 一有感冒即感胸悶，且此感冒常常需10天以上才會好。
- ◆ 每當接觸有毛動物（如貓、狗）或花粉即感胸悶或喘鳴。
- ◆ 服用阿斯匹林或乙型交感神經阻斷劑即感胸悶或喘鳴。
- ◆ 服用或吸入支氣管舒張劑，胸悶或喘鳴會迅速改善。

◎依主要參考資料三、四整理

理學檢查

由於病人或病童家屬，未曾接受專業的臨床醫學訓練，所以無法對病史做正確完整的觀察或陳述，因此有賴於醫護人員對病人進行縝密且針對氣喘病重點的身體理學檢查。重點如下：

■ 氣喘病的典型徵候。

■ 氣喘惡化或嚴重的徵候。

■ 氣喘病以外的其他過敏徵候。

■ 類似氣喘的其他疾病的徵候。

未病發時，病人的身體理學檢查可能完全正常；然而在病發時，病人可能焦躁不安、呼吸急促、呼吸困難地用力吐氣、嘴唇蒼白或發紺、呼吸時鼻翼張合劇烈、吸氣時鎖骨上緣或肋間凹陷、吐氣困難、無法平躺入眠、須坐起呼吸或伏桌而睡、吐氣時有喘鳴聲、呼氣時間拉長、視診時偶見胸部因氣體積留肺部導致的桶狀胸，以及聽診時有典型的喘鳴聲。

氣喘惡化或嚴重時，聽診有時反而沒有喘鳴聲，只覺病人用力呼吸，但呼吸聲微弱或幾乎聽不到（其他重症徵候請參閱表二）。

表二、氣喘急速惡化的嚴重度

嚴重度	輕度	中度	重度	瀕臨呼吸衰竭
喘息程度	走路會喘 可以躺下來	說話會喘 喜歡坐著 因躺下較喘 嬰兒、哭聲短弱，餵食困難	休息時也會喘 嬰兒停止進食	
說話長度	整個句子	片語	單字	
意識狀態	可能略顯焦躁	通常焦躁	通常焦躁	嗜睡或意識不清
呼吸速率	增加	增加	＞30次/分	
使用呼吸輔助機，胸骨上方凹陷	通常沒有	通常有	通常有	胸腹反常運動
喘鳴聲	中度，通常在呼氣的末期	大聲	通常大聲	反而聽不到
心跳(數/分)	＜100	100～200	＞120	心跳變慢
畸脈	＜10 mmHg	10～25mmHg	大人＞25mmHg 小孩20～40 mmHg	測不出來，表示呼吸肌肉衰竭
開始支氣管舒張劑治療後的尖峰呼氣流量（預估值或最佳值的百分比）	＞80％	60～80％	＜60％（成人＜100公升/分）或支氣管擴張劑量效果維持不到2小時	
動脈血氧分壓（未吸氧氣）	正常 通常不需檢查	＞60mmHg	＜60mmHg 可能發紺	
動脈血二氧化碳分壓**	＜45mmHg	＜45mmHg	＞45mmHg 可能呼吸衰竭	
動脈血氧飽和度**	＞95％	91～95％	<90％	

●兒童正常脈搏		兒童正常呼吸速率	
2～12月	<160/分	<2月	<60/分
1～2歲	<120/分	2～12月	<50/分
3～8歲	<110/分	1～5歲	<40/分
		6～8歲	<30/分

* 幼兒比成人及少年易發生缺氧和二氧化碳分壓升高（換氣不足）。嬰兒與小孩接受脈衝式血氧計測試，若顯示SaO_2低於95％時，需做動脈血氣體分析。

**只要出現數個項目（不需要全部出現），便能夠適用上述氣喘發作嚴重度的分類。

◎修改自主要參考資料三、四。

氣喘病人常伴有其他過敏疾病。過敏性鼻炎的病人，常有下耳臉暗黑、鼻頭皺紋、鼻黏膜腫脹、張口呼吸、鼻涕倒流等徵候。異位性皮膚炎的病人，則有皮膚乾燥、皮膚有搔癢抓痕、在關節屈側或伸處等好發部位有過敏的皮疹等。這些臨床徵候，雖然不能據以診斷為氣喘病，但可以提醒我們病人有過敏體質。

肺功能測量

臨床症狀或身體理學檢查，有時無法據以確定診斷氣喘病，找出誘發氣喘的過敏原，或是準確地判斷氣喘病的嚴重度。於是客觀的實驗室檢查（包括：血中過敏指標及過敏原專一性免疫球蛋白E、嗜酸性白血球正離子蛋白質、吐氣一氧化氮量、吐氣一氧化碳量、胸部X光及肺功能測量等），就有其臨床的必要性。尤其是肺功能測量，更是評估呼吸道發炎阻塞的程度及其可能復元之機會的重要檢驗工具。

測量肺功能的方式種類相當多，但以下列兩種方法較為普及和準確：1.第一秒用力呼氣量（Forced expiratory volume 1，FEV1）與用力活氧能力（Forced vital capacity，FVC）的比值（FEV1/FVC）；2.尖峰呼氣流量（Peak expiratory flow，PEF）。

正常的成人肺臟在用力呼氣時FEV1/FVC比值大於80％；兒童的FEV1/FVC比值，甚至可以高達90％。如果數值低於此值，表示呼吸道受阻塞；且比值愈低，表示阻塞愈嚴重。

診斷標準

肺功能的測量結果，雖然非常客觀，且被視為診斷及評估氣喘的重要指標；然而，測量肺功能時，須病人或病童相當配合，且肺功能不能太差時，才有判斷價值。所以小於5歲的病童，通常無法接受肺功能檢查；FEV1小於1公升時，數值就無法判讀。

氣喘病的肺功能診斷標準，主要依據支氣管舒張試驗、尖峰呼氣流量的早晚變異度及運動試驗。請參閱表三。

表三、氣喘病之肺功能測量的診斷標準

◆支氣管舒張試驗

病人在吸入兩劑短效支氣管舒張劑後，約15～20分鐘，其FEV1增加12％以上，或是PEF增加15％以上。

◆尖峰呼氣流量（PEF）的早晚（間隔12小時）變異度

成人若大於20％，兒童若大於30％，即可診斷為氣喘病。

◆PEF變異度

是指早晨未使用氣管舒張劑的檢測值與前一晚或當晚（若使用氣管舒張劑則在用藥後測量）的檢測值之差異。算法如下：

$$\text{早晚變異度} = \frac{PEF_{\text{晚上}} - PEF_{\text{早晨}}}{1/2\,(PEF_{\text{晚上}} + PEF_{\text{早晨}})} \times 100\%$$

◆運動試驗

用跑步機運動6分鐘後，使心跳達一般極限心率的90％。在運動後5～10分鐘，若FEV1下降15％或PEF下降20％，且可在吸入支氣管擴張劑後回復者，即屬運動引發性氣喘。下列病人不宜進行此試驗：(1)心臟病或高血壓，(2)FEV1<70％預估值，(3)氣喘發作期，(4)體弱和行動不便者。〔極限心率是（220－年齡）〕

◎取材自主要參考資料三、四

尖峰呼氣流量

尖峰呼氣流量計，是一種用來測定尖峰呼氣流量的儀器。由於操作迅速簡易，所以常被用來作為氣喘病人平時的自我評估，以及發作時自我用藥治療的最佳依據。

尖峰呼氣流量計的正確使用方式，是請病人站立，最盡力深呼吸後，以口含住尖峰呼氣流量計，快速且極力地往前呼氣，反覆3次，每次至少間隔30秒以上，取最大值為當次測量的數值。每天早晚各操作一次，早上須於起床後立刻測量，然後10～12小時後，再測量一次；比較並記載最大呼氣流量的早晚變異程度。

尖峰呼氣流量會因種族、性別、身高和年齡而有差別。中國人的參考數值，請參閱表四。

表四、尖峰呼氣流量參考值

◆國人成人的預估值計算公式（台北榮總胸腔部）
男：3.89×身高度（公分）－2.95×年齡（足歲）＋43.59（L/min）
女：4.10×身高度（公分）－1.61×年齡（足歲）－173.55（L/min）
◆6～12歲兒童的預估公式（馬偕醫院小兒過敏免疫科）
男：9.35×年齡＋2.03×身高＋0.81×體重－130.5（L/min）
女：7.37×年齡＋1.68×身高＋1.28×體重－98.87（L/min）

◎取材自主要參考資料三

鑑別診斷

對於有夜咳、喘鳴且接受氣管舒張劑或類固醇治療後臨床症狀迅即改變的典型病人，氣喘病的診斷大致不會有疑義。然而不是所有咳嗽、久咳、夜咳或喘鳴的病人，他們的臨床診斷都是氣喘病。臨床醫師在確定診斷前，務必要審視病人的病史、臨床症狀、身體理學檢查及保持對其他類似氣喘症狀的疾病的警覺，通常都可避免表五中所列舉常被誤診的情況。少數治療前後仍有疑義的病人，則可藉助X光、肺功能測量或其他實驗室檢查加以鑑別。

表五、常須與氣喘病鑑別診斷的疾病

◆ 嬰幼兒

呼吸道的結構或發育異常：喉頭軟化症、氣管及支氣管軟化症或先天狹窄。

呼吸道受其他組織壓迫：血管環或異常、縱膈腔腫瘤、心臟衰竭。

異物吸入：誤食、食道與氣管瘻管。

呼吸道感染：副鼻竇炎、哮吼、細支氣管炎、肺炎。

◆ 孩童及青少年

呼吸道感染：副鼻竇炎、肺炎。

異物吸入。

◆ 成人

感染：肺結核、肺炎。

腫瘤。

心臟衰竭。

◎此表僅載錄臨床常誤診的狀況，詳細請見專書

嬰幼兒由於有許多呼吸道內外的先天結構或發育不良，均會造成呼吸窘迫、呼吸急促、哮喘或喘鳴的臨床症狀；上呼吸道阻塞或下呼吸道阻塞，在理學檢查上有時不易區別；細支氣管炎病童的臨床症狀和氣

喘病無法區別；此外，氣喘病童對氣管舒張劑或類固醇的反應比較遲緩，所以常會造成鑑別診斷的困擾。建議氣喘病童，當呼吸窘迫症狀明顯或對藥物反應不佳時，應由新生兒科、小兒胸腔、小兒過敏或其他必要的專科醫師診治或共同會診。

氣喘病童發燒時，如果有呼吸急促的症狀：支氣管炎、肺炎或感冒合併氣喘發作，常是鑑別診斷的難題；此時，胸部X光，將是非常有用的鑑別診斷工具。

久咳不止，超過數週，是門診常見的臨床問題，常被誤診為感冒不癒。其實，感冒的症狀通常不超過7～10天。然而，也不見得就是氣喘。就兒童病人而言，因過敏性鼻炎或副鼻竇炎所導致的鼻涕倒流，是最常引起慢性咳嗽的主因。成人久咳，以鼻病為主因，但是當以副鼻竇炎或氣喘病治療，反應不如預期時，必須留意肺結核或肺腫瘤的可能性。

當病人或病童家屬被告知有氣喘病時，他們最常關切的診斷問題是：1.是否要抽血檢查過敏原，確定過敏病因；2.氣喘病嚴重嗎？3.氣喘病急性發作時該怎麼辦？4.在何種情況下，氣喘病人應送醫診治？

診斷氣喘病患的過敏病因

詳細詢問病患氣喘病發作的過程，是判斷病人可能因何種過敏原刺激而誘發氣喘的最重要診斷依據。病史詢問的內容，應包括發作的月份、時間、地點及家中有無貓狗寵物等。例如清掃時氣喘病變得嚴重，可能是對家塵中的塵蟎過敏；離家數週後好轉，可能是對家中寵物的毛髮或皮屑過敏；特殊季節發作厲害，則可能是受會隨著季節而數目有所增減的花粉或黴菌過敏原的影響。

病史諮詢之後，可進一步以過敏原皮膚測試，或是抽血檢驗過敏原專一性免疫球蛋白E，確定過敏病因。一般而言，如果皮膚測試或血液檢查呈陰性反應，則該過敏原不致會誘發氣喘；反之，若檢查呈陽性反應，則並非所有呈陽性反應的過敏原，都會誘發氣喘；因為常有臨床無意義的陽性皮膚或血液測試；測試結果，一定要與病史相符合，能誘發氣喘，才是真正的過敏原。所以在診斷過敏病因時，要以病史為主；各種免疫檢查，僅供參考，不宜過度依賴。此外，過敏原測試的反應強度，僅供過敏病因的推測做參考，不能反映氣喘病人臨床的嚴重度。

評估病情的嚴重程度

病情的嚴重程度，攸關氣喘治療方式的選擇；所以，評估病情的嚴重度，是診治氣喘的重要步驟。目前，我們依照氣喘症狀的發作頻率、氣道阻塞的程度及其變異度，可將氣喘嚴重度細分為輕度間歇性、輕度持續性、中度持續性及重度持續性氣喘四級。詳細內容，請參閱表六。

表六、治療前氣喘的嚴重度分類

嚴重度	症狀頻率		FEV1或PEF %預估值	FEV1或 PEF變異度%
	白天	夜間		
重度持續性	連續	常常	≦60	＞30
中度持續性	≧1次/天	≧1次/週	60~80	＞30
輕度持續性	≧1次/週	＞2次/月	≧80	20~30
	＜1次/天			
輕度間歇性	＜1次/週	≦2次/月	≧80	＜20

◎取材自主要參考資料三、四

此外，在過去的分類方式，甚至考慮對日常生活的影響、藥物使用的數量與頻率，綜合起來半定量性地評估氣喘病情的嚴重度，請參閱表七。

表七、評估氣喘病的嚴重度

嚴重度	輕度	中度	重度
喘鳴、咳嗽、胸悶呼吸急促等症狀之頻率	偶爾發作	大部分的天數均有發作	每天發作
睡覺時發作，影響睡眠	1～2次/年	1～2次/月	＞2次/每星期
病情突然加劇之次數	1～2次/年	1～2次/月	幾乎天天均有喘鳴或呼吸急促
住院或急診處治療次數	無	＜3次/年	＞3次/年
吸入型氣管舒張劑之使用	偶爾使用	大部分天數均使用	＞3~4次/天
類固醇之使用及其類型	不需使用	使用吸入型類固醇	使用吸入型類固醇 經常使用全身性類固醇
FEV1（％預期值）	＞75％	＞50~75％	＜50％
FEV1變異度	＜20％	20～30％	＞30％

◎修改自主要參考資料一

評估氣喘發作時急速惡化的嚴重度

氣喘病的病情可隨時改變，甚至惡化，需要迅速加以治療。治療前須評估氣喘病人急速惡化的嚴重度。通常，我們依照病人的喘息程度、說話平順的能力、呼吸速率、呼吸困難的程度、喘鳴聲的變化、心跳、量血壓時的畸脈（pulsus parodoxus）變化、尖峰呼氣流量、動脈血氧分壓或飽和度及動脈血二氧化碳分壓，將氣喘發作分為輕度、中度、重度或瀕臨呼吸衰竭。詳細內容，請參閱表二。臨床上，依發作程度的不同，給予適切的緊急救治。

何時須就醫

氣喘病發時，何時應迅速就醫？是病人或病童家屬在氣喘病發時，常須面對的問題。建議當氣喘病童出現表八所列的情況時，需將病人送至醫院急診或門診，請醫師診斷，給予進一步的處置。

表八、氣喘病發須立即送醫的狀況

◆ 厲害發作，合併呼吸困難時

◆ 有呼吸衰竭或意識障礙

◆ 吸入氣喘擴張劑，未能緩和症狀

◆ 當病人發燒，合併呼吸急促時

◆ 病人曾因厲害發作，入院診治，甚至住進加護病房

◆ 病人本身或病童家長，沒有把握能控制症狀

◎取材自主要參考資料二

●主要參考資料

1. 謝貴雄等。台灣地區氣喘病診斷及治療指引。中華微兒雜誌 1995。
2. 周正成。氣喘病童的居家照顧1996。
3. 氣喘診療指引編輯小組。氣喘診療指引2002。
4. Global Initiative for Asthma。Global Statergy for Asthma Management and Prevention 2002。

【作者簡介】

學歷：台大醫學士

經歷：美國國家衛生院Fogarty研究員、美國UCLA免疫學博士後研究員、美國UCLA小兒科過敏免疫專科醫師、台大醫院小兒部過敏免疫科主治醫師、台大醫院小兒科住院醫師。

現職：周正成小兒科診所醫師、台大醫院小兒部過敏免疫科兼任主治醫師、中華民國兒童過敏氣喘暨免疫學會常務理事

專長：小兒氣喘、免疫學

本章摘要

氣喘病診斷

◆ 氣喘病的臨床特徵為：1.患者常有氣喘病以外的其他過敏疾病，例如過敏性鼻炎、異位性皮膚炎或蕁麻疹；2.患者有氣喘病或其他過敏疾病的家族史；3.患者常因過敏原或其他非過敏的刺激因素，誘發咳嗽、喘鳴等症狀。

◆ 氣喘病人常伴有其他過敏疾病。過敏性鼻炎的病人，常有下耳臉暗黑、鼻頭皺紋、鼻黏膜腫脹、張口呼吸、鼻涕倒流等徵候。異位性皮膚炎的病人，則有皮膚乾燥、皮膚有搔癢抓痕、在關節屈側或伸處等好發部位有過敏的皮疹等。

◆ 尖峰呼氣流量計常被用來作為氣喘病人平時的自我評估，是一種用來測定尖峰呼氣流量的儀器。由於操作迅速簡易，是發作時自我用藥治療的最佳依據。

◆ 出現咳嗽、久咳、夜咳或喘鳴的徵候時，未必就是氣喘病，在確定診斷前，需審視病人的病史、臨床症狀、身體理學檢查及保持對其他類似氣喘症狀的疾病的警覺。

◆ 醫師詳細詢問病患氣喘病發作的過程，是判斷病人可能因何種過敏原刺激而誘發氣喘的最重要診斷依據。

藥物與免疫療法

台大醫院小兒部風濕免疫科主治醫師
楊曜旭

氣喘的治療方式，依據患者病情的嚴重度分為急性處理及長期控制兩種方式，而在用藥上可分為氣管舒張劑與抗發炎藥物兩大類，目的在於維持正常的肺功能狀態、防止慢性肺疾病產生，以及避免氣喘惡化甚至死亡的發生。

氣喘的發生，除了先天過敏體質的影響外，尚包含各種內外刺激因子的共同作用，所以氣喘的防治首先應找出刺激因子，盡力預防、避免，其次才考慮藥物的治療，而要認識治療氣喘的藥物，首先要了解氣喘的致病機轉。

氣喘的產生是因為內在或外在因子刺激後，細支氣管周圍會有許多發炎細胞浸潤，這些細胞會釋放多種發炎物質導致支氣管平滑肌收縮、黏膜腫脹及分泌物增加，最終造成呼吸道的管徑縮小，而在臨床上病人會有呼吸困難、喘鳴、胸悶、咳嗽及痰液增加等症狀。根據氣喘的發作頻率可分為4個等級（表一）。

表一、氣喘發作的嚴重度

嚴重度		症狀頻率		FEV1或PEF	FEV1或PEF
		白天	夜間	預估值%	變異度%
第四級	重度持續性發作	連續	常常	≦60	＞30
第三級	中度持續性發作	＞1次/天	≧1次/週	60~80	＞30
第二級	輕度持續性發作	≧1次/週 ＜1次/天	＞2次/月	≧80	20~30
第一級	輕度間歇性發作	＜1次/週	≦2次/月	≧80	＜20

氣喘在治療上可分為急性處理及長期控制兩種方式（若病人屬於上述分級第二級或第二級以上，則需接受此「長期控制」的藥物治療），而根據氣喘的病理機轉，藥物可概分為兩大類，一是氣管舒張劑，俗稱

氣管擴張劑，其實它只有使緊縮的平滑肌放鬆、恢復原來管徑大小的作用，並無「擴張」的作用；另一類則是抗發炎藥物。以下將依急性處理及長期控制兩種不同治療方式介紹目前市面上常用的一些氣喘用藥。

急性氣喘發作常用藥物與處理

短效乙二型交感神經興奮劑（β 2- agonist）

分為吸入及口服兩種常用劑型，有放鬆氣管平滑肌、促進痰液清除的作用。一般而言，吸入性的效果優於口服製劑。可短時間多次使用，但若使用頻率增加，是氣喘惡化的警訊，此時應該配合抗發炎藥物的使用。人體會對此類藥物產生耐受性，久而久之藥效將會打折扣，不建議長期使用。此藥是交感神經興奮劑，因此會有如下的副作用：心悸、多汗、肌肉顫抖、精神亢奮，但這些副作用皆是暫時性，一旦藥物停止後，副作用也會隨之消失。

吸入式抗膽鹼製劑 （anticholinergic）

這類藥物藉由阻斷迷走神經的神經節通路，

達到氣管舒張的作用，效果較短效吸入式乙二型交感神經興奮劑稍差，開始作用時間也較慢。臨床上通常是與乙二型交感神經興奮劑合併使用，如此會有加乘的效果，主要的副作用則包括口乾及味覺變差。

短效性茶鹼

亦屬於氣管舒張劑，有口服及針劑兩種劑型。其氣管舒張效果比乙二型興奮劑差，起始時間亦長，最要緊的是血液濃度波動大，不易調整劑量，一般又用來輔助乙二型興奮劑，而不列為治療氣喘的第一線用藥。同時容易與紅黴素或抗癲癇藥品產生加乘作用而導致併發症如：胃腸不適（惡心、腹痛）、心悸、頭痛等。

全身性作用的類固醇

這類藥物擁有良好的抗發炎作用，雖然服藥後4～6小時才開始作用，但仍然是治療氣喘急性發作的重要藥物，使用全身性類固醇（口服或注射）3～5天可有效清除氣喘周邊的發炎現象，雖然一般民眾畏懼此類藥物帶來的副作用如：月亮臉、水牛肩、體重增加等，但是這些副作用通常是在長期（超過2星期）、高劑量的使用下才會產生，短時間使用不須擔心這些副作用，因類固醇藥物不會累積在體內。

上述藥物皆屬於急性氣喘發作時常使用的藥物，尤其是短效吸入性乙二型交感神經興奮劑及類固醇。急性氣喘的發作常常帶給照顧者及家人極大的壓力，處置若不適當甚至會危及患者的生命安全，而目前氣喘急性發作的處置可分為居家處理及醫院處理兩部分。

急性發作的居家處理

氣喘病患愈早開始治療愈好，因此醫護人員需針對病人及家屬給予適當的衛教常識，以及急救用藥的指導。根據（表二）的流程，盡量在短時間內減緩症狀，降低併發症的產生。

表二：氣喘急速惡化的治療：居家治療

評估嚴重度：

- 尖峰呼氣流速小於個人最佳值（預估值）的80％
- 臨床特徵：咳嗽、呼吸困難、喘鳴、胸悶甚至使用呼吸輔助器、胸骨上方出現凹陷

↓

開始治療：
使用短效吸入式乙二型交感神經興奮劑每次2～4劑，更嚴重時每次4～10劑，此時可接輔助艙或以氣霧吸入，1小時內可用3次。

反映良好	反應不佳	反應極差
輕度發作 尖峰呼氣流速大於預估值或最佳值的80％ ● 吸入乙二型交感神經興奮劑有效達4小時以上 ● 可以繼續使用吸入式乙二型交感神經興奮劑每3～4小時一次，繼續24～48小時。	中度發作 尖峰呼氣流速為預估值或最佳值的60～80％，症狀雖有改善，但藥效維持不到3小時 ● 加上口服類固醇每公斤體重0.5～1mg ● 繼續使用吸入式乙二型交感神經興奮劑 ● 到門診求診	重度發作 尖峰呼氣流速小於預估值或最佳值的60％，且症狀未見改善 ● 加上口服類固醇 ● 繼續使用吸入式乙二型交感神經興奮劑 ● 馬上到急診部求診
↓	↓	↓
可與醫師討論回診的治療方式	應當日盡快至醫師的門診討論如何治療	直接到急診部

＊病人若屬高危險群者，應該在開始自我處置後馬上與醫師連絡，因為有可能需要其他治療。

急性發作的醫院治療

醫院的設備完善，提供病患完整的評估（包括理學檢查、肺功能，以及血氧濃度的偵測）及氧氣藥物的治療。因此在居家的緊急處理後，若病患的情況仍未完全緩解，或是病發當時附近就有醫院，應該盡速就醫。

慢性氣喘常用藥物

慢性氣喘表示氣管處於慢性發炎的狀況，需要藥物的長期控制。目前針對慢性氣喘的控制是採取階梯式的治療方式，因此首先須評估病患氣喘的嚴重程度屬於哪一個等級（每3～6個月評估一次）（表一），根據級數的不同（臨床症狀、尖峰呼氣流速的偵測）而增減用藥。

吸入性類固醇

吸入性類固醇是目前治療氣喘最有效且安全性高的第一線控制藥物，因為是局部作用的類固醇，可減少全身性的副作用，常見的局部性副作用是口腔、咽喉易遭念珠菌感染（鵝口瘡），但是若於每次使用後能夠漱口且將漱口液吐出，則可避免這個副作用的產生。

吸入性色甘酸鈉（Intal）

此藥會抑制肥大細胞釋放發炎物質，所以也是屬於抗發炎藥物，但效果比吸入性類固醇差，所以目前已較少使用。不過因為副作用甚少，因此在某些情況下，例如：不適合使用或無法接受類固醇治療的病患，醫師仍會開立此處方。

長效乙二型交感神經興奮劑

目前幾種新研發的長效乙二型交感神經興奮劑，其作用時間都超過12小時，分別有吸入及口服兩種劑型。與短效乙二型興奮劑一樣，是屬於支氣管舒張劑，具有放鬆呼吸道平滑肌、增加黏膜纖毛清除痰液等作用。不同的是，長期使用長效乙二型興奮劑並不會產生耐藥性。此藥單獨使用無法達到消除發炎的作用，必須配合抗發炎藥物（如吸入性類固醇）一起使用，如此，不僅可以加強氣喘的控制，同時也可降低類固醇使用的劑量。

長效型茶鹼

只有口服劑型，屬於氣管舒張劑，作用機轉及副作用與短效性茶鹼相同。一般保留給已經使用吸入性類固醇仍無法達成治療目標的氣喘病人。這類藥物屬於緩釋型藥物，不適合將藥丸磨成粉末，否則將失去其長效的特性。

白三烯素拮抗劑（leukotriene antagonist）

白三烯素拮抗劑是近十年來新研發的非類固醇性抗發炎藥物，在氣喘生成的機轉中，白三烯素扮演相當重要的角色，它會促使氣管的平滑肌收縮、微血管的通透性增加。白三烯素拮抗劑會與氣管上的白三烯素受體結合，阻斷此細胞激素所引起的發炎現象，若與吸入性類固醇一起使用，可加強抗發炎的作用，進一步降低類固醇的使用劑量，長期的臨床試驗並未發現明顯的副作用。

抗組織胺

抗組織胺廣泛用於過敏性鼻炎、過敏性結膜炎的治療，但是對於氣喘的控制並無明顯療效，若氣喘患者合併其他過敏性疾病，如：過敏性鼻炎，則醫師仍會要求病人在控制氣喘的同時配合抗組織胺的使用。

慢性氣喘的控制步驟

目前針對慢性氣喘的控制是採取階梯式的治療方式，因此首先須評估病患氣喘的嚴重程度屬於哪一個等級（每3～6個月評估一次）（表一），根據級數的不同（臨床症狀、尖峰呼氣流速之偵測）而增減用藥，以下就每個不同嚴重程度的處理方式做一介紹。

第一級　輕度間歇性發作氣喘

由於發作的次數並不頻繁，所以，這一等級的病患並不需要使用長期性控制藥物。當氣喘發作時遵循急性發作處理的步驟即可。常用的藥物是短效性氣管舒張劑，合併短時期類固醇或吸入性色甘酸鈉（Intal）的使用，則有助於發炎的清除。

第二級　輕度持續性發作氣喘

此等級的病患，因持續有症狀或肺功能異

常，需要長期、每天使用藥物。吸入性類固醇是第一線用藥（幼兒可先用吸入性色甘酸鈉4～6星期），如果氣喘症狀仍持續且無改善，可考慮增加吸入性類固醇藥物的劑量，或是搭配口服／吸入性長效乙二型興奮劑、長效性茶鹼、白三烯素拮抗劑三者其中之一。

第三級　中度持續性發作氣喘

這類病患每天都有症狀，或是夜間發作每週超過一次以上，因此，需要每天使用維持藥物。吸入性類固醇是必需的，且劑量較第二級高，同時可佐以口服／吸入性長效乙二型興奮劑與長效型茶鹼或白三烯素拮抗劑。

第四級　重度持續性發作氣喘

這類病患的氣喘症狀不只具有持續性，而且變化很大，日常活動受到限制，縱使服藥仍會嚴重發作。使用高劑量吸入性類固醇加上口服／吸入性乙二型興奮劑及長效性茶鹼是基本的處置，若對乙二型興奮劑有明顯副作用者，可使用抗膽鹼製劑，若在這樣的處置下，症狀仍難以控制，這時可考慮間歇地使用低劑量口服類固醇一段時日。

吸入劑的種類及使用方式

從上述常用藥物的介紹，可以發現除了一般口服及注射型的藥物，氣喘病患經常使用吸入劑型的藥物。無論是氣管舒張劑或是抗發炎藥物皆有吸入劑型，它的好處是直接作用於氣管，藥效快且可降低全身性的副作用。治療氣喘的吸入劑型與使用方式有下列數種。

加壓式定量噴霧吸入器（MDI）

使用此劑型的病人需要經過訓練，使吸藥過程與噴藥動作良好配合。對於無法配合的病人，則需使用吸藥輔助器，使藥物顆粒能懸浮於輔助器內約3～5秒，如此病人有充分時間將藥物吸入細小氣管中，減少口咽部的藥物沈澱。使用方法如下：

⑴拿開蓋子。

⑵為預防藥物顆粒沉澱，請將噴霧吸入器上下搖動。

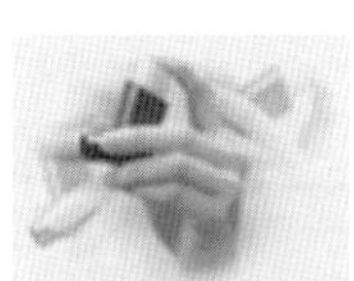

⑶接上塑膠延伸管。

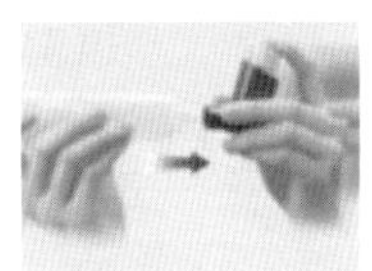

⑷慢慢呼氣後，將定量噴霧吸入器延伸管開口含在口中，開始緩慢且深深地吸氣並同時壓下噴霧吸入器的鐵罐部分，繼續緩慢深吸氣，動作不可中斷。

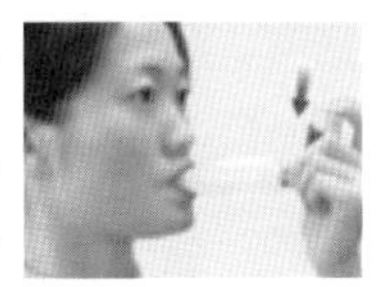

⑸停止呼吸5～10秒，然後恢復呼吸，若醫師指示須吸入第二劑時，請間隔30秒後，再吸入下一劑。

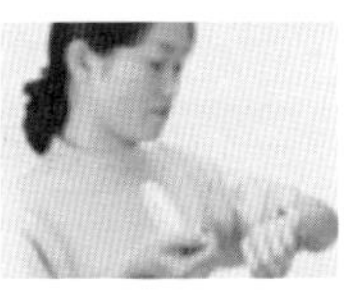

若須配合吸藥輔助器則用法如下：

⑴將定量噴霧吸入劑的護蓋取下。

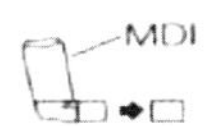

⑵將定量噴霧劑（MDI）插入吸藥輔助器背後。

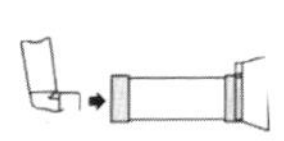

⑶把面罩套在臉上。

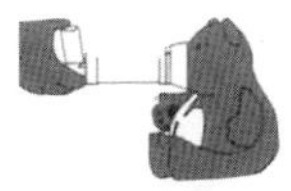

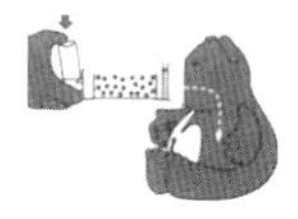

⑷按壓噴霧劑（MDI）後，連吸約5～10下。期間需將面罩壓緊面部，勿使漏氣。

⑸如需再使用噴霧劑時，等候30秒，然後重複步驟3、4所描述的程序。

乾粉吸入器（dry powder）

乾粉吸入器使用技術較簡單，但需要用力地吸氣，一般用於6歲以上的氣喘病人，使用方法如下圖。（圖一、圖二）

圖一　如何使用渦輪定量吸入器（Turbuhaler）

1. 將白色帽蓋旋開並移走，直握渦輪定量吸入器，將底部藍色（或咖啡色）圓握盤順時針方向盡量向前轉到底（如步驟一）再逆時針方向向後旋轉到底（如步驟二），此時會聽到卡一聲。
2. 先輕呼氣，然後將渦輪吸入器開口放入兩唇間，盡速用力深呼吸。
3. 將渦輪吸入器拿開，並屏氣10秒鐘。
4. 用紙搽淨吸嘴，然後蓋上蓋子。

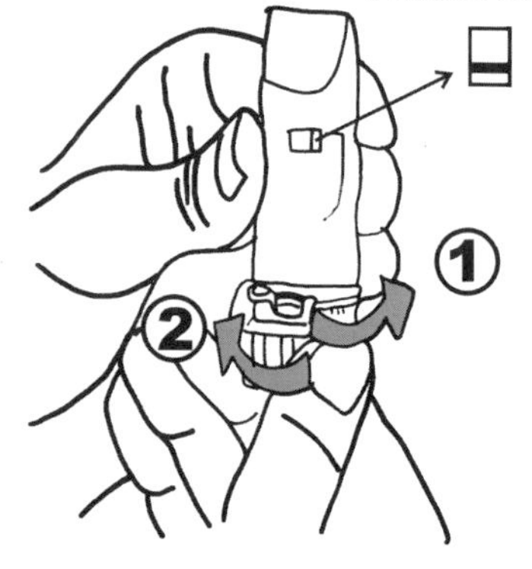

圖二　如何使用準納乾粉定量吸入器（Accuhaler，俗稱胖胖魚）

1. 開：用一隻手將胖胖魚拿住，讓劑量視窗面對你，把另一隻手的大拇指放在胖胖魚的拇指把手上，向後推至盡頭卡住。
2. 扳：這時你會看到上藥扳機，用大拇指將上藥扳機向後推到底，你會聽到“嗒”一聲，此時即有一次劑量可供使用。
3. 吸：先向外吐一口氣（勿朝吸嘴吹氣），然後將吸嘴放入嘴唇內，快速地吸飽一口氣，然後將胖胖魚挪開嘴唇，並停止呼吸10秒鐘，再慢慢呼氣，即完成一次吸入劑量。
4. 關：用大拇指向左推，關上胖胖魚，待下次再使用。

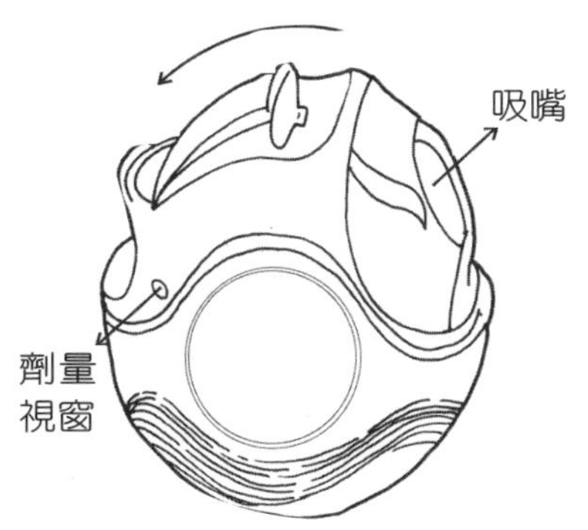

氣霧機（nebulizer）

有兩種機型，一是利用氧氣將藥物溶液蒸發成懸浮霧狀顆粒，大部分的醫院皆使用此一設備；另一種是以超音波將藥物溶液震動成懸浮霧狀顆粒。氣霧機一般用於幼童，或是呼吸功能不足的急性嚴重氣喘病患。

目前尚在發展中的氣喘用藥

上述用於治療氣喘的藥物可分為兩類，一是氣管舒張劑，一是抗發炎的藥物。慢性氣喘因為呼吸道長期處於發炎狀況，治療上以抗發炎藥物為主。由於類固醇可消除氣管的發炎現象，所以為治療氣喘相當重要的藥物，但是口服或針劑型類固醇，並不適合長期使用。為了因應嚴重型氣喘患者的治療，局部作用的類固醇乃隨之發展而成，雖然副作用明顯低於全身性作用的類固醇，但醫藥界仍希望能夠發展出可取代類固醇，或是降低類固醇劑量的治療藥物。

抗IgE抗體

引起氣喘的原因很多，其中，過敏性氣喘所佔的比率非常高。過敏性氣喘是一種因外在過敏原引起的呼吸道發炎的疾病，過敏原進入身體後，體內免疫系統會被活化而製造出「過敏原特異性IgE抗體」，這些IgE抗體接著會與肥大細胞結合，當下一次碰到相同的過敏原時，此過敏原一旦與肥大細胞上的IgE抗體結合，就會導致肥大細胞釋放出大量發炎物質而引起氣管發炎。IgE抗體因此被稱之為過敏指數，由此可知其在過敏性疾病中所扮演的角色及重要性。抗IgE抗體可與IgE結合，使其失去功能，而達到治療過敏性氣喘的目的。目前此藥物已進入臨床試驗階段，相信不久即可供醫界使用。

抗IL—4、IL—5的藥物

過敏反應中，無論是發炎細胞的聚集或IgE抗體的產生，皆是受到其上游細胞激素的調控，其中IL—4（介白素—4）具有刺激B淋巴球產生IgE抗體的作用，而IL—5（介白素—5）則有促進發炎細胞（特別是嗜伊紅性白血球）聚集的功用。因此，若能阻斷IL—4、IL—5的作用，理當可以抑制過敏氣喘的反應。抗IL—4、IL—5的藥物目前皆處於研發階段。

上面所述乃是目前治療過敏氣喘發展中的藥物，雖然治療方式不斷地推陳出新，療效愈來愈好，副作用愈來愈少。但是，預防重於治療，不論是醫護人員或一般民眾都應該認清疾病的致病原因，盡量避開導致氣喘發作的事物，一方面可降低疾病的發作，一方面更可減低政府的醫療支出，如此才是上上之策。

過敏性氣喘的免疫療法

傳統減敏治療

其方法是將過敏原純化後直接施以皮下注射，以遞增方式加量，注射時間由一星期一次逐漸拉開為兩星期一次，再到一個月一次，兩個月一次，通常在3～4個月左右可以看到部分效果，6個月可以看出免疫細胞的變化，而完整的療程需2～3年。前台大醫院小兒科謝貴雄教授曾針對400多位氣喘學童做減敏治療的分析，接受減敏治療的學童約有3/4有進步；未接受減敏治療的學童約有1/3，證實減敏治療有明顯的療效。但減敏療法不適用於每位病人，如異位性皮膚炎的病童、對食物過敏（如牛奶、蛋白、海鮮）的病童，以及同時對多種過敏原過敏的病童皆不適合做減敏治療。此外，因此法是將過敏原直接打入體內，存在著引發過敏急性發作甚至休克的危險性。為解決這一嚴重的副作用，各種改良式減敏療法因應產生。

改良式減敏療法

這些方法可分兩大類，其一為改變過敏原進入體內的途徑，即非經皮下注射的減敏療法。目前研究較多的是經口（腸道吸收）及舌下減敏治療。透過黏膜吸收足量的過敏原，藉由黏膜中的抗原呈現細胞與其他免疫細胞的作用，可使體內對過敏原產生耐受性，臨床的效果目前尚在評估中。第二種方式是設法改變過敏原的結構，減低其與IgE抗體結合的能力。而急性過敏症狀的產生是因為肥大細胞上的IgE抗體與過敏原結合，促成肥大細胞中發炎物質的釋放。若可降低過敏原與IgE抗體的結合，產生急性過敏症狀的副作用就可避免，過敏原將可被其他抗體如IgG等所中和。

藥物研究趨勢

最近隨著人類基因的解碼，利用基因研發新的免疫療法已經成為21世紀最熱門的研究方向。

■ DNA疫苗：幾年前台大謝貴雄教授和蔡考圓教授成功地利用DNA疫苗在過敏疾病的動物模式上，得到良好的治療效果。這是利用過敏原的基因（DNA）經由載體注射至動物細胞內，經由分子生物技術的控制讓其在體內產生特定的過敏原。相較於上述減敏治療直接利用過敏原的蛋白，DNA疫苗的優點是比較容易純化，且注射後的作用可以在體內表現較長的一段時間，達到縮短療程的效果。但是潛在的問題還很多，如注射到體內的DNA是否會產生不良的副作用？因此要實際應用在人身上，還需要更多的研究與改良。

■ 寡核甘酸（Oligonucleotide）及CpG序列（motif）：主要是利用寡核甘酸（anti-sense oligonucleotides），抑制一些跟過敏疾病相關的發炎性細胞激素如IL—4、IL—5等的基因表現，可達到減少過敏性發炎的目的。至於CpG motif，最先被發現於細菌中，這一DNA片段具有促進第一型T輔助細胞反應的作用，過敏反應是屬於第二型T輔助細胞反應。在體內，此兩種T輔助細胞互相拮抗，所以，最近的研究發現，在動物體內注射一些質體時，如果這些質體的DNA序列上含有較多的CpG motif時，則具有抑制過敏發炎的效果。

■ 細胞激素的基因治療：過敏疾病是由第二型T輔助細胞所主導的一個免疫反應，所以一些能夠調控第二型T輔助細胞活性的細胞激素，如IFN－γ、IL－12、IL－10及TGF－β等可能具有治療的效果。目前在氣喘的動物模式上已有一些顯著的結果發表。

■ 合併樹突細胞的基因療法：最近的研究顯示，樹突細胞在誘發和決定免疫反應的走向上扮演了一個重要的角色。未來可望將免疫相關的基因轉殖到樹突細胞上，再進一步應用到臨床疾病的治療，其中包括過敏性疾病。

發作期盡速就醫　減輕氣管傷害

氣喘的反覆發作不僅造成病人、家屬生活的困擾，甚至可能危及生命安全，千萬不可輕忽，而藥物的治療是不得已的，首要之務是先避免氣喘的產生；一旦氣喘發作應盡速就醫，病人或家屬常有的錯誤觀念是，因不願使用藥物而強行忍耐，結果氣管長期處於發炎的狀態，症狀更加惡化，發作期間更為頻繁。原因在於一個器官或組織長期處於發炎的狀況，會造成結構的破壞與結締組織的沉積，原本平滑的呼吸道管腔就變得凹凸不平而更加敏感，使氣喘更容易被誘發，程度更為嚴重，到頭來所需要的藥劑量更大、使用期間更久。

若結構被破壞，將造成肺功能不可回復性的損傷。雖然目前氣喘用藥尚無法達到「改變體質，根除氣喘」的目的，但是積極地處理，盡快消除發炎症狀，可將傷害減至最低。並且可達成以下目標：維持正常生活品質，維持正常或接近正常的肺功能狀態，避免及防止慢性肺疾病產生，避免氣喘惡化甚至死亡的發生。

對於氣喘病患，誠心建議應尋求專科醫師幫忙，學會如何避免氣喘發生，如何自我偵測肺功能，以及遵從醫師指示按時服藥及調整藥物，包括何時加藥、減藥、停藥等，如此，可輕鬆遠離氣喘，擺脫氣喘的威脅。

【作者簡介】
學歷：中國醫藥學院醫學系
經歷：台大醫學院臨床醫學研究所博士班進修中
現職：台大小兒部風濕免疫科主治醫師
專長：小兒過敏、免疫、風濕疾病

本章摘要

氣喘治療方式

◆氣喘在治療上可分為急性處理及長期控制兩種方式，根據氣喘的病理機轉，藥物可概分為兩大類，一是氣管舒張劑，另一類則是抗發炎藥物。

◆急性氣喘發作常用藥物包括：短效乙二型交感神經興奮劑（β2—agonist）、吸入式抗膽鹼製劑（anticholinergic）、短效性茶鹼、全身性作用的類固醇。

◆目前針對慢性氣喘的控制是採取階梯式的治療方式，藥物計有：吸入性類固醇、吸入性色甘酸鈉（Intal）、長效乙二型交感神經興奮劑、長效型茶鹼、白三烯素拮抗劑（leukotriene antagonist）、抗組織胺。

◆氣喘病患經常使用吸入劑型的藥物，它的好處是直接作用於氣管，藥效快且可降低全身性的副作用。有以下兩種：加壓式定量噴霧吸入器（MDI）、乾粉吸入器（dry powder）。

◆傳統減敏治療是將過敏原純化後直接施以皮下注射，以遞增方式加量，通常在3～4個月左右可以看到部分效果，但並不適用於每位病人，如異位性皮膚炎的病童、對食物過敏（如牛奶、蛋白、海鮮）的病童，或是同時對多種過敏原過敏的病童。

◆ 改良式減敏療法可分兩大類，其一為改變過敏原進入體內的途徑，由口（腸道吸收）及舌下進行減敏治療，第二種方式是設法改變過敏原的結構，減低其與IgE抗體結合的能力。

◆ 藥物的治療是不得已的，病人或家屬常有的錯誤觀念是，因不願使用藥物而強行忍耐，結果氣管長期處於發炎的狀態，造成結構的破壞與結締組織的沉積，症狀更加惡化，發作期間更為頻繁。

中醫與自然療法

長庚紀念醫院中醫內科主治醫師
沈建忠

中醫對於氣喘病的治療，先診斷病因、病情，再依患者的體質、年齡施予不同的藥物治療，此外，中醫另有可改善體質、較少副作用的自然療法，如飲食療法、推拿、氣功療法…等。

氣喘是一種自古即有的疾病，在醫藥發達的今天，氣喘病的發病率逐年上升，病情的嚴重度也愈來愈高，因此有必要更重視此一疾病；而西醫治療氣喘的藥物—氣喘擴張劑，最早源自於中藥的麻黃，可見老祖宗對此病有相當的見解。

氣喘的病因

外感六淫：病毒感染是引發氣喘的因素之一，由於歷史條件的限制，中醫對病毒引發的氣喘，概以風、寒、暑、濕、燥、火稱之。有些氣喘病患在變天或寒流來臨時，容易氣喘發作，此部分也屬於外感六淫的範圍。亦有認為因感冒久未治癒，轉而成為氣喘。

內傷七情：有些氣喘患者在情緒激動時，容易發作，中醫將此類原因歸類在此。內傷七情包括怒、喜、憂、思、悲、恐、驚。

有些患者因食物過敏引發氣喘，或是過度勞累所致，中醫將此類原因歸類為不內外因。類似的記載如「過食生冷」、「食遇厚味則發哮」、「甜鹹多時，則促其加劇」。

舊病夙根：明代《病因脈治》記載「起居失慎，則舊病復發」。

遺傳因素：宋代《普濟本事方》記載「此病有苦至終身者，亦有母子相傳者」；清代《臨症指南醫案》記載「幼稚天哮」。

臟腑功能衰退：老年性氣喘患者，常常查不出引發氣喘的原因，即屬此類。

氣喘的病機

西醫探討疾病，非常注重疾病在顯微鏡下的病理變化，這些病理變化的研究成果值得中醫學習，但並非等同於中醫的病機。中醫的病機主要是研究疾病發生的原因、發展和轉歸的機制。氣喘的病機，主要有以下幾點。

1.痰伏於肺：中醫認為痰的產生是因為脾（消化系統）不能運輸水液，肺（呼吸系統）不能布散津液，腎（內分泌系統）不能蒸化水液，導致痰積於肺，阻礙氣的流通，使肺無法發揮中醫學上「宣降」的功能，包括祛除病邪及排出痰液，因而產生氣喘。

2.血瘀：氣喘日久，會出現面色晦暗、唇色暗、眼眶下烏暗、爪甲紫紺、舌暗有瘀點、舌下靜脈曲張等，在中醫症候分類均屬血瘀。若伴有稠痰不易咳出，往往是痰瘀互結的表現，若再伴有黃稠痰不易咳出，則為痰、瘀、火互結。

3.臟腑功能衰退：容易感冒流汗，變天則氣喘容易發作屬於肺虛；支氣管容易痙攣，氣上逆而咳嗽、胸悶，屬於肝的氣機疏泄失常；脾的運化功能失常，不能運輸水液，導致水濕凝聚成痰；很多年老的氣喘病患經由中藥補腎後，症狀可獲得明顯地緩解，這是腎虛的一種表現。小孩氣喘隨年齡的增加，病情會逐漸改善，部分原因與腎的精氣逐漸充盈有關。

氣喘的診斷及治療

中醫對氣喘病的診斷，有它自己的一套完整體系，透過望、聞、問、切四診，根據不同的症狀歸類法，可以得到不同的證型，這種診斷方法稱為辨證，有了證型就有相應的治療方法，合稱為辨證論治。目前氣喘在治療上主要分為發作期和緩解期兩種。

發作期

指氣喘正在發作，此時咳、喘、痰鳴有聲，呼吸困難，不能平臥。治療原則以開宣肺氣，滌痰平喘為主。此期又可分為脾虛證、肺虛證及腎虛哮證三種。寒哮證指發作時，痰白不黏或清稀多泡沫，喜熱飲，形寒怕冷，舌苔白滑，脈浮緊。用小青龍湯為主方加減進行治療。熱哮證指發作時，氣粗息涌、鳴如吼、高脅脹、嗆陣作、黃稠厚、初不利、汗出、口渴喜飲、不惡寒、舌質紅、苔黃膩、脈滑數，以定喘湯為主方加減進行治療。

緩解期

當病情獲得緩解，會有輕度的咳嗽、咳痰表現，也有毫無症狀者，治療原則以扶正固本為主。此期又可分為脾虛證、肺虛證及腎虛哮證三種。脾虛證指常咳嗽、痰多、食量少、便溏、倦怠、舌質淡、苔薄膩或白滑、脈細軟，以六君子湯為主方加減進行治療。肺虛證指畏寒、自汗、面色晃白、氣短聲低，極易感冒，每因氣候變化而誘發，舌淡，苔薄白，脈細弱，以玉屏風散為主方加減進行治療。腎虛證指平時氣短，動則喘促，腰酸肢軟。若有畏寒、肢冷、面色蒼白、舌質胖、苔白、脈沉細者，以腎氣丸為主方加減進行治療；若有五心煩熱、盜汗、舌質紅、少苔、脈細數者，以六味地黃丸為主方加減進行治療。

氣喘病的自然療法

氣喘病是一種慢性疾病，考慮個人體質的不同、病情的差異，自然療法並非適合於每一個人，有適合老人、小孩、實證、虛證的不同，此點往往被疏忽，在使用時應謹慎為宜，此方面有問題時，可請教中醫師。

飲食療法

氣喘患者體能消耗量大，必須有足夠的營養幫助體能恢復，一般豆製品、牛奶、羊奶、雞蛋、瘦肉、魚等是很好的蛋白質來源，有過敏者不宜食用；其他食物如百合、花生、木耳、蓮子、蔬菜、葡萄、楊桃、枇杷等，對身體也有所助益。冰及冷飲少吃為宜。

中國人的飲食烹飪方法國際有名，結合藥膳（藥食同源）的中醫飲食療法是其特色之一，藉助食品作為養生與療病之用，從而改善病情。藥膳如同食譜，可以由單一食物或中藥組成，或是以多種食物與中藥組成，以下介紹一些常用的食物及藥膳。

■ 絲瓜湯：以絲瓜1條去皮後煮湯服用。對於痰液黏稠者，可減少痰液的分泌。

■ 山藥瘦肉湯：以新鮮山藥1斤切片，加適量瘦肉熬煮成湯，適當調味後服用。適用於平時食慾不佳，容易感冒者。

■ 銀耳羹：白木耳3錢，冰糖1兩，加水清燉。適用於肺陰不足（乾咳少痰、舌紅少苔、盜汗、脈細數）之氣喘日久者。

■ 枇杷葉粥：1兩新鮮的枇杷葉清洗後去毛，裝入紗袋內，煮汁去渣，加入白米1兩，冰糖少許共煮成稀粥。適用於氣喘痰稠，易於惡心者。

■ 燉梨汁治喘咳：水梨洗淨後不去皮直接切半，挖去核心，將川貝粉1錢放置於核心中，隔水燉熟，梨與汁皆可進食。適用於有咽乾口燥、痰稠量少不易咳出等症狀的氣喘患者。年老的患者若有痰液清稀、平素怕冷、四肢冰涼等症狀則不宜服用。

■ 人參蟲草雞湯：人參3錢（易口乾上火者改以西洋參代替）、冬蟲夏草3錢、雞湯1000 毫升、鹽及味精適量。使用含蓋的鍋子將人參、冬蟲夏草浸泡於雞湯3小時，之後入電鍋燉1小時。本方適用於老年久喘、稍走動就呼吸喘促、腰酸、面色淡白、咳痰清稀者等症狀的氣喘患者。有感染、發炎時，不可服用。

穴道按壓法

根據中醫人體經絡系統的理論，選擇一些針灸常扎的穴道，進行手指按壓，藉以達到減緩氣喘發作的功效，或是經常按壓穴道以達到保健的效果，進而預防氣喘的發作。進行穴道按壓時，以拇指或食指用力往下按壓穴道1分鐘，按壓的穴道若有酸脹疼痛感，屬於正常反應。

■ 可減緩氣喘發作的穴道

風門：第二胸椎棘突下，旁開1.5寸。

肺俞：第三胸椎棘突下，旁開1.5寸。

大椎：第七頸椎棘突下與第一胸椎之間。

定喘：第七頸椎棘突下，旁開0.5寸。

豐隆：髕骨下緣凹陷與外踝最高點連線的終點。

合谷：在食指與拇指的叉骨間隙中，即第一掌骨與第二掌骨之間的凹陷處。

由於灸法亦屬自然療法，但具侵襲性和危險性，因此不建議讀者自行操作。

■ 增強體質的穴道

腎俞：第二腰椎下，旁開1.5寸。

關元：肚臍下3寸。

命門：第二與第三腰椎之間。

足三里：髕骨下緣凹陷下3寸，距離脛骨約一橫指之處。

上述穴道亦可使用灸法，或是採用間接灸法，以艾條在穴道上方約1公分處，熏5分鐘左右，至局部發紅為止，灸法適用於不發作時的寒性怕冷體質患者。亦可用手掌心在穴道上下用力來回按揉，至局部產生溫熱感為宜。

穴位敷貼療法

氣喘患者大都於變天及氣候寒冷時容易誘發，根據中醫「冬病夏治」及「春夏養陽」的理論，一般用溫熱的中藥研製成藥餅，在三伏天（24節氣中，小暑到立秋之間是夏季最炎熱、陽氣最旺的時候，俗稱「伏夏」，又名「三伏天」）的初、中、末伏於背部特定穴位各貼一次，每次貼上5小時，可減緩寒冷氣候誘發的氣喘。幼童不適合本法，因為貼藥餅的部位會受到刺激，產生水泡，嚴重時會導致皮膚疼痛而無法入眠。

推拿

推拿在中醫有疏筋活絡、調和氣血、解除痙攣、放鬆肌肉的作用。應用推拿手法，對預防小兒氣喘的發作也有助益。以下介紹幾種常用的推拿手法：

■ 分推膻中：用兩拇指橈側，自小兒膻中穴（兩乳頭連線的中點）向兩旁分向推動至乳頭，持續5分鐘。

■ 揉板門：用拇指或食指指端，在小兒手掌大魚際平面（大拇指下方），反覆來回地貼住皮膚帶動皮肉筋脈轉動，持續5分鐘。

■ 摩擦肋脅：兩手掌從兩肋腋下摩擦至骨盆，持續5分鐘。

氣功保健

由於劇烈的運動可引發氣喘的發作，然而，藉由溫和的氣功、太極拳或外丹功鍛鍊身體、增強體質，改善心肺功能，達成身心放鬆，以緩解氣喘發作。

最後，氣喘發作時，有一定的危險性，應盡速先找西醫治療，而上述自然療法只能作為輔助參考，有病仍應找醫生治療，以免耽誤病情。

【作者簡介】

學歷：中國醫藥學院中醫學系博士

經歷：中國醫藥學院附設醫院針灸科住院醫師、私立文化中醫醫院中醫內科住院醫師、台北市和平醫院中醫內科住院醫師、台灣省立基隆醫院中醫內科主治醫師、台北市立和平醫院中醫內科主治醫師

現職：長庚大學中醫系系主任、長庚紀念醫院中醫內科主治醫師

專長：中醫藥、基礎醫學、醫學教育

本章摘要

氣喘病的中醫療法

- 中醫對病毒引發的氣喘，概以風、寒、暑、濕、燥、火稱之。有些氣喘患者在情緒激動時，容易發作，中醫將此類原因歸類在內傷七情包括怒、喜、憂、思、悲、恐、驚。有些患者因食物過敏引發氣喘，或是過度勞累所致，中醫將此類原因歸類為不內外因。此外，尚有舊病夙根、臟腑功能衰退、遺傳等因素。
- 中醫研究疾病發生的原因、發展和轉歸的機制，將氣喘的病機，分為：痰伏於肺、血瘀、臟腑功能衰退等。
- 中醫在治療上主要分為發作期和緩解期兩種：發作期的治療原則以開宣肺氣，滌痰平喘為主，分為脾虛證、肺虛證及腎虛哮證三種。緩解期則以扶正固本為主，分為脾虛證、肺虛證及腎虛哮證三種。
- 氣喘病的自然療法包括：飲食療法、穴道按壓法、穴位敷貼療法、推拿、氣功保健，藉此改善心肺功能，緩解氣喘發作。
- 氣喘患者體能消耗量大，必須有足夠的營養幫助體能恢復，一般豆製品、牛奶、羊奶、雞蛋、瘦肉、魚等是很好的蛋白質來源，有過敏者不宜食用；其他食物如百合、花生、木耳、蓮子、蔬菜、葡萄、楊桃、枇杷等，對身體也有所助益。冰及冷飲少吃為宜。

【輯三】

生活保健

氣喘保健之道（一）

忠孝醫院小兒科主任
林應然

氣喘患者在日常生活上應設法減少居家環境中的過敏原，以及避免室外的空氣污染、二手菸等，這些都易使氣喘復發；患者在運動時也要注意暖身是否足夠，並盡量維持自己的身體在最佳狀況。

氣喘病是文明社會中常見慢性病的一種，就如同高血壓、糖尿病、腦中風、心臟病、癌症…等，隨著時代巨輪的滾進，逐漸大舉侵犯芸芸眾生。氣喘病也是學童因慢性病請假的原因中最多的一種，常引起生長遲滯，造成無法上學、難以入眠、無法參與體力活動等。不僅影響兒童的生長與發育，也影響兒童的課業表現，連帶地使兒童的自信心與自我形象發生改變。氣喘病患常屬於過敏性體質，會同時罹患異位性皮膚炎（或稱過敏性濕疹）、過敏性鼻炎、過敏性結膜炎、支氣管性氣喘、蕁麻疹、藥物過敏等。氣喘病多半在幼年時期就有徵兆發生，估計約半數的病童在3歲以前就已開始發病，約80％的病童在5～6歲時已經有過敏症狀，其中又以男性為多，男女比約為（1.5～2）：1。幼年時期的氣喘病，因與小（細）支氣管炎或哮鳴性支氣管炎不易區分，常造成許多診斷與治療上的困擾。許多家長及醫生一直以為兒童長大了，氣喘病就會自然痊癒，因此也就有所謂「乳喘」的說法。事實上，不少兒童氣喘病患會持續發作，成為大人的氣喘病，必須看內科醫師，而不再是小兒科。

引起氣喘的主要因子

一般而言，引起氣喘病的原因包括兩個最重要的因子：遺傳體質與周遭環境。

遺傳體質是一項很難改變的事實，但周遭環境則可藉由人為因素改善，尤其是病人一天中生活最久的居家室內環境，更明顯地影響病人的病情。環境中的致病因子可依免疫原理分為過敏原（外因性）及非過敏原（內因性）兩類。在台灣，前者以塵蟎、黴菌及蟑螂最為普遍，後者以呼吸道受病毒感染、空氣污染及劇烈運動影響最大。因此氣喘病患除了接受藥物治療或減敏治療外，也應考慮最自然的改善環境輔助療法，避免過敏氣喘症狀的發生。環境刺激因素愈少，相對地氣喘病狀也愈少，並且愈早進行改善，愈能獲得明顯效果。

塵蟎是最主要的過敏原

氣喘病的症狀主要以反覆持續咳嗽、呼吸緊促、呼吸時帶有哮鳴聲為主。台灣土地狹小，人口稠密，又屬海島型氣候，天氣變化很大，沒有大片土地可供種植花草樹木，比之歐美各國常可看到滿山遍野的樹木花草，環境景觀頗有不同。台灣少有歐美等國每到花季來臨時，空氣中便充滿花粉（風媒花）出現，因此由花粉引起的過敏在台灣並不多見。台灣的過敏原，根據氣喘患者的皮膚及血液測試統計資料顯示，過敏性氣喘與塵蟎最有關連，約有80～90％的氣喘與過敏性鼻炎患者對塵蟎有過敏性反應出現，而塵蟎過敏原是醫學界公認的國際性過敏致病因子。

由吸塵器在家庭中所吸到的物質稱為家塵，與屋外的灰塵不同，它包含床褥、地毯、窗帘等的破碎物、人類和動物的毛髮及皮屑、黴菌、小動物的屍體碎片、塵埃及蟎。這些成分中又以蟎最受醫學界的重視，被認為是家塵中最重要的過敏成分。蟎的大小約0.2mm，外型類似小蟑螂，以人或動物每日脫落的皮屑、指甲、毛髮為主食，喜好在床褥及地毯上，於溫度25℃、濕度80％時最適合生長，台灣的環境相當符合。蟎的屍體與糞便是影響氣喘與過敏性鼻炎患者最大的過敏原，在夏末秋初時繁殖最快，而此時也是過敏性鼻炎及氣喘病患最容易發作的時節。

居家環境的改善

氣喘過敏體質的人在接觸或吸入多量的塵蟎過敏原後，會使呼吸道黏膜組織產生免疫過敏反應，進而引發種種氣喘過敏症狀。因此居家環境中應該盡量清除塵蟎過敏原，尤其是氣喘病人的臥房更應特別清理乾淨。

■ 徹底清除原先存在的舊有塵蟎，先以吸塵器及濕抹布清理家中，搬移不必要的雜物，避免使用掃把或雞毛撢子，以免使含過敏原的塵埃四處飛揚。之後每1～2星期以吸塵器及濕抹布擦拭家具、地板表面一次。吸塵器的集塵紙袋最好採用雙層，或是使用具高效能過濾網的吸塵器除塵，防止過敏原在吸塵器排風時漏出，造成二度污染。

■ 室內家具擺設及地板應使用平滑木材、塑膠及瓷磚材料，避免使用地毯。家具上不要覆蓋棉毛裝飾物，沙發表面宜為木質、塑膠等光滑質料，不易藏汙納垢及孳養塵蟎，也非常容易清洗。

■ 移除臥室衣櫥間內的玩具、包裹及所有容易沾黏灰塵的裝飾物（如錦旗）與容易孳生黴菌的盆栽，只保留季節性的服裝，使病人房間盡量單純清爽，不致雜物成堆。不要時常摟抱毛絨粗糙又不易清洗的填充寵物玩具。

■ 床舖的構造應該使用木板、金屬或水床。蓋被最好不要採用動物毛毯或棉被。可選用化學合成纖維製造且容易清洗的薄毯子，如尼龍被、太空被。對於厚重不易清洗的蓋被，可將蓋被以防蟎被套封好，如此也就不必在乎被子的內容材料。枕頭、床墊也最好用防蟎套或塑膠封套封好，床單、被單及枕頭套最好每隔一星期以55℃以上的熱水換洗一次，或置於冰箱冷凍層過夜後，再以溫水洗過，以殺死並清除塵蟎及其糞便過敏原。如果已經使用防蟎封套，則可以吸塵器一星期清理一次表面，取代水洗。

■ 臥房內可以使用除濕機、冷暖氣機及空氣濾淨裝置，天氣好時則宜開窗維持良好通風狀態，降低過敏原的室內濃度。濕度最好在50％以下，減少塵蟎及黴菌生長。冷暖氣機及空氣濾淨裝置的過濾網應時常清洗。浴室及地下室等陰暗潮濕處須定期除黴，都市地區的房子則應加強克蟑。

■ 屋內不要養貓、狗、鳥等寵物，因為動物皮毛及排泄分泌物很容易引起過敏。如果一定要養，應養在室外或盡量遠離臥房，並經常（至少一星期一次）為貓狗洗澡。養魚則無妨，因魚活在不與人接觸的水世界。

出生後盡量餵食母乳

出生後盡可能吃母奶，當中含有可以殺菌的免疫抗體及細胞，成分包括蛋白質、脂肪及醣類，完全出自人體，其組成成分最適合嬰兒，不但容易消化吸收，也幾無過敏的困擾。醫學臨床報告指出，吃母奶的嬰兒發生氣喘及其他過敏病的機會比吃牛奶的嬰兒少。雖然吃母奶的嬰兒有時會使新生兒黃疸較慢消退，但卻不至於引起大腦核黃疸，影響嬰兒的神經發展，而吃母奶的舉動，有助於親子關係的培養，母子間的感情較好。

避免呼吸道感染並接種各種疫苗

在呼吸道感染流行期間，應盡量減少出入公共場所，如戲院、百貨公司等，遠離已被感染的病人，保持室內通風，許多會感染呼吸道的病毒，如呼吸道融合病毒、副流行性感冒病毒、流行性感冒病毒及鼻病毒或黴漿菌感染，常會使氣管黏膜受傷，造成氣管的敏感度增加，引發氣喘病，尤其是兒童更易遭受這些病原體的侵襲。兒童小時候的細小支氣管炎，容易導致長大後發生氣喘，尤其是呼吸道遭受黴漿菌感染與呼吸道融合病毒感染，更經常引發過敏氣喘發作。根據許多研究顯示，5歲以下的幼童最常因呼吸道感染而使氣喘症狀惡化。此外，氣喘病童應施打流行性感冒疫苗，以免得生病時加重氣喘症狀，也應注射肺炎球菌及B型嗜血性桿菌疫苗，此兩種細菌是過敏氣喘病人併發呼吸道細菌感染最常見的菌種。

避免過度劇烈運動

氣喘病兒應該避免劇烈運動，尤其在乾冷的冬季進行劇烈運動（特別是快速長跑）時，很容易刺激氣管，引起氣喘發作。一般而言，運動愈劇烈、持續愈久，愈會發生運動性氣喘。

合併其他引起氣喘的因素，如空氣污染、呼吸道感染、吸入過敏原、吸入二手菸等，更會加重運動性氣喘的嚴重度與發生率。

較緩和的運動如游泳、慢跑、騎自行車、體操、划船、棒球、排球等，醫師則鼓勵患者去做，不必禁止。尤其是溫水游泳，不但可以鍛鍊呼吸肌肉的強度，在運動的過程中，比較不會使氣管冷卻與乾燥，因此不易發生氣喘，最適合氣喘病患。運動前可先做10～20分鐘的暖身運動，運動時也應和緩、適時地間斷，並以不感到胸悶、氣急、不適為準，有症狀時就該停下休息。要停止運動時應逐步緩和停歇，讓氣管慢慢重新回溫，並且應隨身攜帶氣喘藥物（緊急用氣管擴張劑），可於運動前先使用，以預防氣喘發作，也可在氣喘發作時做緊急吸入治療。氣喘病人應多從事各種運動，這是孩童生長發育中很重要的一環，同時也可以訓練呼吸系統的肌肉，使病人可以承受更嚴重的氣喘發作。許多奧林匹克運動會的獎牌是由氣喘病患獲得，顯示氣喘病患經過治療及訓練後，也可在運動項目上有很好的表現。

避免二手菸與室內菸霧

二手菸含有會刺激呼吸道的微粒子及有毒性的化學物質，如一氧化碳、二氧化氮、多環水碳物及尼古丁等。在通風不良的室內點燃一根香菸會產生超過2000種的化學物質，其中還包括致癌物質，而大部分的受害者，都肇因於二手菸。約75％香菸菸霧沒有被吸菸者吸入體內而散發於空氣中，形成所謂的二手菸，它的毒性比吸菸者本人吸入的一手菸更強，會增加氣管炎、肺氣腫及氣喘病的發病率。這些疾病的嚴重程度是由吸菸的年數、每日吸菸量、香菸焦油含量及吸入深度共同決定。目前已有充分證據顯示空氣污染、二手菸與氣喘病人的罹病率、盛行率有關；孩童的肺功能會隨吸入二手菸的多寡而受損，父母親（尤其是母親）吸菸量愈多，孩童的肺功能也愈差，兩者關係幾乎成正比，這些現象也反應在動物實驗中。

室內應禁止吸菸，也盡量少用蚊香、油漆、煤油、噴霧殺蟲劑、樟腦丸，甚至香水、香精等刺激性氣味物質。廚房使用抽油煙機，減少油煙散漫。二手菸及刺激性菸霧容易刺激呼吸道，增加呼吸道的敏感度，也使氣喘發作的機率增加。

避開室外空氣污染原

室外空氣污染主要由工業燃煤與石油所產生的二氧化硫與空氣微粒子（粉塵），或是由汽機車排放廢氣經陽光照射後，產生二氧化氮與臭氧引起，台灣的地形與氣候因素更使得污染不易清除。以下幾項措施提供氣喘病患參考：

■ 避免不必要的活動，尤其在冷空氣、低濕度、高濃度空氣污染原下運動更不利。

■ 避免待在充滿菸霧或有人抽菸的房間。

■ 避免暴露於塵埃或刺激物中，例如噴髮劑、油漆，臭味及任何燃燒產生的氣體。

■ 盡量待在清爽的室內，空調或空氣濾淨器可能有幫助，如不得已要外出，請攜帶短效支氣管擴張劑以備不時之需。

■ 如果情況顯示空氣污染會持續或惡化，暫時遠離該區。

避免食用冰冷飲料及食物

氣喘病人在有空氣污染的環境、呼吸道感染、劇烈運動後，或是氣喘症狀出現時，應避免食用冰冷飲料及食物。根據統計資料顯示，約3/4的氣喘病人在喝下冰冷飲料後，會有咳嗽或氣喘產生，而80％氣喘病患曾被醫師告知不宜食用冰冷飲料。醫界曾對氣喘病童實施喝冰水測試，結果發現有些病童在喝下冰水後，除產生症狀外，肺功能也明顯下降，因此冰冷飲料應盡量避免或以少量為宜，也可以少量、逐次地在口中含溫後再吞下。

溫熱茶與咖啡則不須禁止，甚至在身邊無藥的緊急狀況下，熱濃茶與咖啡還可權充應急的氣管擴張藥物。至於是否須注意某類食物，則視病人吃該類食物時是否會引發症狀而定，不必聽信傳言，禁食太多食物，導致營養失衡。一般而言，氣喘發作與吸入過敏刺激物質最有關聯，與食物種類較無關係，不過仍有少數病人會因服食某些特殊藥物如非類固醇抗發炎藥劑（如阿斯匹林）、inderal（心臟血管用藥）、含交感神經抑制劑的藥物（甚至眼藥水），或是某些特定食物而產生症狀。

盡量維持身體在最佳狀態

適當的營養、休息、運動、充足的睡眠，以及常保愉快的心情可以讓身體的免疫功能保持在最佳狀態，使人體抵抗氣喘病發作的能力增加。一般而言，氣喘病人在未發作時，生活作息與常人無異，但發作時病患應採坐姿，不要平躺，睡眠時也應墊高頭胸部，甚至採半臥半坐姿勢，可減輕氣喘症狀。

氣喘病雖然不易於短時間內根治，但也要善加治療。氣喘病是一種良性循環與惡性循環的疾病，經過完整與正確治療的氣喘病人，其氣管粘膜會逐漸變為正常，除非有比平常更強的過敏激發因素，才會引發氣喘病狀出現，這屬於良性循環；反之，不經治療的氣喘病病人，其氣管黏膜會變得比平常更加敏感，因此只要有些風吹草動，比平常更輕微的過敏激發因素，就會引發下一次的氣喘病症狀出現，形成惡性循環，甚至永久破壞人體組織結構，形成不可回復的變化，因此，有氣喘病的幼兒應及早接受醫療評估診治。

搬家前的考量

一般而言，完全依照上述要點施行並不容易，不過執行得愈徹底，改善的成效也愈大。通常生活環境改善後，約需1～2個月才能逐漸見到成效。至於應否舉家遷移到氣候環境較好的地區，必須從長計議，妥善的做法是，在下決定以前先到該地暫住幾個月，測試是否對病情有改善，再決定是否搬家，以免徒勞無功。目前大家最喜歡移民的國家如美國、加拿大、澳洲、紐西蘭等，其氣喘盛行率與嚴重度多比台灣更厲害，並不是搬家後就可與氣喘說再見，反而大部分的氣喘病人在遷移至其他國度後，由於環境改變很大，會有數年的蜜月期，但因過敏體質仍在，又逐漸對當地的過敏原發生過敏，因而復發過敏氣喘，這點必須在遷移前先做考量。

氣喘過敏原因人而異

上述這些改善環境的要點提供給氣喘病患參考，由於每位氣喘病患的體質、居住環境、過敏原及症狀嚴重度不盡相同，因此在進行上述措施前，應先找具氣喘過敏專長的醫師做各種臨床及實驗評估，求得正確的氣喘診斷與誘發過敏氣喘的原因，才能進行適當的環境控制療法。雖然，這是醫學常識普遍化的時代，卻更是一個術業有專攻的時代。

【作者簡介】

學歷：台大醫學士

經歷：台大醫院小兒部過敏氣喘科兼任主治醫師
台大醫學院小兒科兼任講師
美國喬治亞州醫學院免疫過敏科研究

現職：台北市立忠孝醫院小兒科主任
台灣兒科醫學會秘書長

專長：一般小兒科、過敏、氣喘

本章摘要

氣喘保健之道（一）

◆過敏性氣喘與塵蟎最有關連，約有80～90％的氣喘與過敏性鼻炎患者對塵蟎有過敏性反應出現，而塵蟎過敏原是醫學界公認的國際性過敏致病因子。

◆吃母奶的嬰兒發生氣喘及其他過敏病的機會比吃牛奶的嬰兒少，出生後盡可能吃母奶，其組成成分最適合嬰兒，當中含有可以殺菌的免疫抗體及細胞，不但容易消化吸收，也幾無過敏的困擾。

◆5歲以下的幼童最常因呼吸道感染而使氣喘症狀惡化，可施打流行性感冒疫苗，以免得病時加重氣喘症狀，也應注射肺炎球菌及B型嗜血性桿菌疫苗，此兩種細菌是過敏氣喘病人併發呼吸道細菌感染最常見的菌種。

◆運動愈劇烈、持續愈久，愈會發生運動性氣喘。較緩和的運動如游泳、慢跑等，醫師則鼓勵患者去做，不必禁止。尤其是溫水游泳，不但可以鍛鍊呼吸肌肉的強度，也較不會使氣管冷卻與乾燥，因此不易發生氣喘，最適合氣喘病患。

◆可於運動前先使用氣管擴張劑，且應隨身攜帶，在氣喘發作時做緊急吸入治療。

◆ 二手菸含有會刺激呼吸道的微粒子及有毒性的化學物質，它的毒性比吸菸者本人吸入的一手菸更強，會增加氣管炎、肺氣腫及氣喘病的發病率。室內除禁止吸菸外，也盡量少用蚊香、油漆、煤油、噴霧殺蟲劑、樟腦丸，甚至香水、香精等刺激性氣味物質。

◆ 冰冷飲料應盡量避免或以少量為宜，也可以少量、逐次地在口中含溫後再吞下。溫熱茶與咖啡則不須禁止，甚至在身邊無藥的緊急狀況下，熱濃茶與咖啡還可權充應急的氣管擴張藥物。

◆ 有少數氣喘病患會因服食某些特殊藥物如非類固醇抗發炎藥劑（如阿斯匹林）、inderal（心臟血管用藥）、含交感神經抑制劑的藥物（甚至眼藥水），或是某些特定食物而產生症狀。

◆ 大部分的氣喘病人在移居國外後，由於環境改變，會有數年的蜜月期，但因過敏體質仍在，又逐漸對當地的過敏原發生過敏，因而復發過敏氣喘，這點必須在遷移前先做考量。

氣喘保健之道（二）

國泰綜合醫院小兒科主任
陳五常

氣喘多因空氣污染、居住環境和飲食習慣偏差所造成的，在治療的過程中，家屬應掌握患者的病情、心理狀態，提供良好的家庭照顧，讓病人能夠按照設計好的計畫治療，從而避免與激發物接觸，降低氣喘發作的次數。

氣喘在中國古籍中多稱為「哮喘」，是一個淵遠流長的疾病，流傳許多觀念及治療方法。近年來因為科技進步對此病的致病機制及治療方法有很大的改變，這些新舊不同的觀念與方法，尚未被系統化地加以整合，而這些分歧會影響患者治療的信心，甚至影響結果。

氣喘病是一個與外在環境息息相關的疾病，大至空氣中溫度、濕度、氣壓、污染物、過敏原的變化，小至住家內的空氣、裝潢，甚至與外人、家中成員的互動及個人心理、情緒的變化，都與病情相關。

病情嚴重度是動態的，時好時壞，與外在環境相關。患者必須具備知識，隨時評估自己的狀況，即時下決定採取行動，增減自己的藥量。

氣喘藥物的種類繁多，藥理作用各不相同，副作用也不一。同類藥物有不同的給藥方式（如：口服、注射、吸入等），甚至同樣一種吸入的藥物也因患者年齡、藥品生產年代的差異，有不同的吸藥方式。

氣喘病的病因、病情、治療方法等變化多端，但是所需要的理論知識還算淺顯易懂，不論成人患者或病童家長，只要有心，透過適當的教育都能參與治療，當中也可以獲得成就感，更能確保治療的成功率。

吸收衛教資訊　提升治癒機會

成人患者或病童家長要具備能力（充分的知識）及強烈的意願（成功治療的信念），面對、處理這個疾病。選擇一個合格的醫療機構或團體，提供日常教育、訓練及諮詢，並在需要時做緊急的治療，如此，可提升治癒的機會。

國內許多大醫院及社福團體經常舉辦氣喘衛教講習，在氣喘科別的門診，對各種吸入裝置的使用方法也都有充分實習的機會。獲取這些知識並不難，倒是有研究證實，病患熱烈參與教育課程，氣喘病治療的成績未必就能進步，顯然知識傳遞與治療成功尚不能畫上等號，因為病患了解方法後不見得實際去做，只有知識與技術，還是不足的。

掌握症狀　即時治療

了解如何做還不夠，需要知道何時該去做。氣喘患者應即時掌控病情、症狀、嚴重度的變化，立刻採取行動才不會造成病況的延誤與惡化；但是過度敏感、緊張可能濫用藥物，增加副作用。一般來說，成人患者感知比小孩準確。近年來國內大力地推廣尖峰呼氣流速（PEFR）的測定（簡單型的肺功能測計，可在家中於每日早、晚、定期或懷疑病情改變時自行測定），是比較客觀的感知工具，應該對氣喘治療大有幫助，施測對象的年齡必須在6歲以上。另有研究發現，氣喘嚴重發作甚至死亡的個案，並非患者無法感知症候的變化，通常由於忽視，未適時採取行動，才導致治療失敗。

遵循醫囑服藥

醫療過程與治療成功兩者要畫上等號，最重要的是患者確實地遵行治療計畫，適時適量地服藥。根據研究，有相當高比例的患者未依醫囑服藥，可能把每天的用藥改為兩天一次，或是遇到假期就幾天不用藥，尤以青少年氣喘患者的用藥遵從性最差。

如何維護患者的心理健康

氣喘病的治療，除了知識、技巧之外，病人是否能遵行治療計畫，避免誘因及過敏原，與醫護人員好好溝通，這些氣喘治療有關的行為都深受情緒、壓力、家庭、個性及社會經濟條件等影響。

保持穩定情緒

壓力來源可以是大至天災、人禍，也可以小至父母的責罵、考試、失業等日常生活有關的事件。這是一種主觀的感覺，同樣一件事每個人的感受不同，反應各異。壓力可能影響氣喘患者的免疫或內分泌系統，造成氣喘症狀惡化或增加氣喘的嚴重度。某些特定人格特質的人，如遇事易驚恐的人，可能因過度使用藥物而須住院治療。有些人容易受到氣管反應的暗示或市井傳言的影響（如：各種食物）而引發氣喘。壓力也會透過間接的方式影響氣喘的治療，情緒不穩的人往往無法將日常生活安排妥當，容易感到無望、無助、失眠等；處理病患的心理問題應優先於獲取氣喘的照護知識。

提供周全的家庭照顧

氣喘照護成功的基礎是擁有一個健康、情緒

可獲得紓解、成員之間和諧融洽的家庭，它可以了解氣喘兒的需要、預防發作，擬定氣喘發作時的應變之道，並確保隨時能付之實施。一個失序的家庭往往對病情變化的應變、治療的遵從性、情緒變化的紓解、病情控制的能力等都比較差，父母是家庭安定健全的最重要因子，會影響治療的成功與否。

社會幫助是另一可給予家庭支持並使其更健全的力量，透過家庭核心成員的親族或朋友，對氣喘照護有正面影響。透過醫院、公益團體組織、衛教協會或政府的社服部門，協助功能較不健全的家庭，提高氣喘照護水準。

依據醫界近年來累積的資料顯示，氣喘病是可以治癒的，少部分病患未能達到完全不發作，但也可使用藥物在安全的劑量範圍內控制病情。每一位氣喘病患都應有這樣的信念，如果沒有，就會失去治療的動力，影響成效。成年氣喘患者有了氣喘治癒的信念後會增進氣喘處理的能力，變得樂觀、進取、願意與人接觸、互動。

與醫師良好互動

若醫師肯花時間與病人好好溝通、提供專業知識及建議，可獲得病人最大的信任，使病患擁有治癒的堅定信念，確實遵循醫囑。

台灣醫師及醫護人員具有高水準的過敏氣喘教育方面的專業能力，尤其是小兒過敏科醫師的量與質上，都足以應付需要，成人氣喘則有胸腔科醫師及呼吸治療科醫師參與。健保制度對慢性病的優惠照顧，使得患者在經濟上的負擔已大幅減輕，我們的社會已經有足夠的條件妥善處理這個問題。

誘發氣喘發作的食物、藥物

食物過敏反應中，有部分同時伴有氣管收縮與氣喘發作，真正只造成氣喘的食物並不常見。要確定某一食物與氣喘的發作有關，可做挑激試驗，但需要在有經驗的醫生及完善設備的地方作比較安全，一旦確定就得嚴控避免。

藥物影響方面，乙型交感神經阻斷劑，這類藥物可能造成氣管惡化，通常用於心臟病及高血壓病人，眼科的滴劑也有，氣喘病患需特別注意，若因上列這些疾病就醫，應主動告知醫師本身有氣喘毛病。退熱止痛藥（NSAID）對某些體質特異的人，也有較劇烈的反應。（誘發氣喘的環境因子請參考〈氣喘患者的自我保健〉一文）

病患須慎防氣喘復發的狀況

除環境、飲食等因素，氣喘病人因為體質特殊，有一些一般人眼中理所當然的事情，對氣喘病人則會有特別的衝擊，這個部分每個氣喘病人也要有特殊的認識。

懷孕

氣喘病患懷孕時氣喘的嚴重度會改變，必須更小心地追蹤、評估、調整藥量。根據統計，約1/3氣喘孕婦的症狀會惡化，1/3變好，另外1/3持平。懷孕中如果氣喘控制不好會增加週產期罹病率、早產兒及低體重兒的發生率。控制良好的氣喘孕婦，其孕後跟正常的孕婦是沒有差別的。

治療氣喘及鼻炎的藥物，除了甲型交感神經

刺激劑外，對胎兒都是沒有影響的，如茶鹼、細胞穩定劑及吸入型類固醇等並不會增加畸形兒的發生率。孕婦若氣喘急性發作時一定要積極治療，氧氣、吸入型氣管擴張劑、吸入型或注射型類固醇、茶鹼都應列入用藥，不當的治療會造成胎兒缺氧。準備懷孕的婦女應該與醫師充分討論，了解氣喘藥物對胎兒的安全性，避免因不當控制而傷害到胎兒。

運動

適當的運動可以增強心肺功能、紓解壓力，甚至增強免疫功能及腸胃道功能等，好處不勝枚舉，但是對很多氣喘患者，運動卻是造成氣喘急性惡化的誘因之一。對少部分病患而言，運動是氣喘發作唯一的誘因，通常在運動數分鐘後引起氣道阻塞，導致氣喘發作，但再經過30～45分鐘，症狀會自動緩解，這就是所謂的運動誘發性氣喘。

通常持續性的運動，尤其是慢跑，最容易誘發氣喘發作，乾冷的天氣若未充分熱身，最容易發生。氣喘患者應該可以進行與一般人同樣強度的運動，若是引發氣喘發作，通常表示氣喘控制不良，可能是使用抗發炎藥物的量不足，應該重新評估嚴重度、調整藥物。也可透過充分的熱身，選擇適當環境如：室內、濕熱等環境，適當的運動項目如：游泳或間隔性運動，或是運動前先使用氣管擴張劑等。氣喘患者若能順利地參與各種運動，可視為治療情況良好的指標。運動應該是目標，不應限制患者運動。

呼吸道感染（感冒）

過敏病患者經常有鼻子、呼吸道症狀，不易與呼吸道感染的症狀區別。慢性鼻炎患者經常用手搓揉鼻孔（因為鼻癢感），這個動作會把病毒帶進體內，引發呼吸道感染，導致氣喘惡化。多洗手可避免病毒感染，鼻子發生症狀時應積極治療，透過口服藥物或鼻噴劑，減少用手搓揉鼻子的反射動作。

一旦發生呼吸道感染，且有氣喘的早期徵兆，應立即使用吸入型氣管擴張劑緩解症狀，病情嚴重的氣喘患者可使用類固醇等抗發炎藥物防止急性惡化。氣喘惡化可能持續數週，藥物的使用可能要延長。

鼻竇炎

鼻竇炎是上呼吸道感染及過敏性鼻炎最常見的併發症，也是氣喘患者共存的毛病，無論是急性或慢性鼻竇炎，都會造成氣喘的惡化。氣喘患者對治療反應不良時，醫師通常會懷疑是否有鼻竇炎並存。鼻竇炎的診斷因臨床症狀不夠明顯，往往需要藉助X光或斷層掃瞄。以抗生素治療，時間約兩週即可幫助氣喘症狀的改善。

服用阿斯匹靈等退熱止痛藥

阿斯匹靈（Aspirin）是一種非常古老的藥物，用來退燒及止痛已有數十年歷史。它因為有很多副作用，最近已漸被許多非類固醇抗發炎藥物（NSAID）所取代。大部分的副作用是其藥理作用本身造成，對所有人的作用都一樣，具可預測性。但這類藥物有一特異反應（idiosycrasy），只有少數人會發生，較不具可預測性，醫界尚未完全清楚反應的機制，只知道是由後天誘發出來。Aspirin是此類藥物的代表，其他同類退熱鎮痛藥也有不等程度的交叉反應，患者使用之後，重者休克、氣管收縮、氣喘發作、甚至死亡；輕者打噴嚏、流鼻水、流眼淚、眼皮腫脹、皮膚出疹等。

這種體質的人，上、下呼吸道有明顯嗜伊紅性白血球浸潤（Eosinophil），造成黏膜腫脹，經常併有嚴重的鼻竇炎、鼻息肉，甚至在未使用藥物之下也有嚴重的氣喘。因為是後天誘發的，此型的氣喘患者在兒童期比較少，青少年期就會出現，成人氣喘約佔5～20％左右。

一旦有懷疑，當然最準確的方法是經口服，作藥物挑激試驗，也可經由鼻腔或眼結膜滴入。因為反應有時很強烈，需要有經驗的醫師、完善的設備及充分的準備之下才可進行。此種特異反應一旦發生，終生不會消失，且黏膜發炎及氣喘會持續。可用吸入型類固醇或白三烯素調節劑（leukotriene modifiers），控制病情。

對病史不明的氣喘病人，NSAID類的藥物使用應該要小心，直接注射至血管所造成的反應可能太過激烈，會讓醫師措手不及，應盡量避免。至於已經有明顯病史的氣喘患者，一旦需要使用這類型藥物，可先以低劑量Aspirin做脫敏感治療。完成之後，藥物的使用必須繼續，一旦停止，要再使用便須重作脫敏感治療，或是選擇其他不會與Aspirin交叉反應的藥物，而這些藥物的選擇，也必須先經由試用才能得知。

【作者簡介】

學歷：私立高雄醫學院醫學系

現職：國泰綜合醫院小兒科主任

經歷：國泰綜合醫院小兒科主治醫師

美國加州大學爾灣分校過敏免疫科研究員

台大醫院小兒過敏免疫科研究員

國泰綜合醫院小兒科總住院醫師

國泰綜合醫院小兒科住院醫師

專長：小兒過敏免疫、風濕、呼吸道疾病之診治

本章摘要

氣喘保健之道（二）

◆ 氣喘患者應即時掌控病情、症狀、嚴重度的變化，立刻採取行動才不會造成病況的延誤與惡化。患者多是因為忽視症狀，未適時採取行動，才導致治療失敗。

◆ 氣喘治療要成功，最重要的是患者確實地遵行治療計畫，適時適量地服藥。有相當高比例的患者未依醫囑服藥，可能把每天的用藥改為兩天一次，或是遇到假期就幾天不用藥，尤以青少年氣喘患者的用藥遵從性最差。

◆ 壓力可能影響氣喘患者的免疫或內分泌系統，造成氣喘症狀惡化或增加氣喘的嚴重度。壓力也會透過間接的方式影響氣喘的治療，情緒不穩的人往往無法將日常生活安排妥當，容易感到無望、失眠等，應先處理病患的心理問題。

◆ 氣喘照護成功的基礎是擁有一個健康、情緒可獲得紓解、成員之間和諧融洽的家庭，它可以了解氣喘兒的需要、預防發作，擬定氣喘發作時的應變之道，並確保隨時能付之實施。

◆ 每一位氣喘病患都應有這樣的信念：氣喘病是可以

治癒的，僅少部分病患未能達到完全不發作，也可使用藥物在安全的劑量範圍內控制病情。

如何照顧氣喘兒？

台大醫院小兒部風濕免疫科主治醫師
江伯倫

氣喘兒反覆的病情及其對自身疾病的不甚了解，常讓父母親耽心不已。尤其是孩子該如何規避學校眾多的感染原，或是可否正常運動、出遊、接受預防接種等問題，更是家長們應該了解與學習的。

學校該如何處置氣喘發作學童

這些年來，由於藥物不斷地進步，所以氣喘病童因為發作而住院的比例已逐年下降。儘管如此，偶爾還是會傳出因為氣喘而遭遇不幸的病例，較有名的包括如藝人鄧麗君及林翠等。所以平常如何保養，以及在急性期接受適當的治療，是疾病控制上不可或缺的。

尤其是在學校期間，家長都不在身邊，所以孩童自己、老師和學校的護士便扮演一個重要的角色。學校的護士負責照顧孩童的健康，所以在發作初期最先尋找幫忙的對象，一定是學校保健室裡的護士阿姨。在氣喘急性發作時最重要的一件事，便是要避免因氣管收縮而導致呼吸困難，甚至造成腦部缺氧，所以在學校的保健室內應備有氧氣設備，在轉送到醫院前應該先使用自身所攜帶的氣管擴張劑，並供給氧氣以降低缺氧的發生。

當氣管嚴重收縮時，由於管徑已經非常狹窄，可能連吸入型的藥物都無法通過，即使噴更多的藥物也無法改善症狀。醫師對小朋友及校護們的建議是，在氣喘發作時先使用吸入型氣管擴張劑，等20～30分鐘後如果症狀不見改善，可以再吸一次，如果連續三次都未見改善，此時便應該送醫。同時，一天使用吸入型擴張劑的次數不要超過八次，如果超過八次以上表示情況已經相當嚴重，應該就醫。如果在短時間內使用超過八次以上，也容易產生副作用。何時應該就醫，時間上非常重要，應提醒孩童和校護多加注意。

開學初期，如何避免感染疾病？

每年開學都是在九月及二月，通常是季節更換之際，也是過敏疾病特別容易發作的時間，主要是因為過敏病童對溫度及濕度的變化相當敏感，常因短時間內無法適應而導致氣喘的發作。在溫差較大的情形下，便容易導致過敏症狀的發生。同時，病童到學校後接觸到其他同學時更容易感染到各種疾病，這些感染疾病都可能會誘發氣喘的發作。

氣候變冷時，當然最重要的是注意衣服的適度添加，不要讓孩童受涼。最麻煩的是在季節交替、忽冷忽熱時，穿得太少容易著涼、打噴嚏及流鼻水，穿得過多又容易流汗。孩童上學時，就必須特別注意在出門時是否添加了適當的外衣，而在上體育課時如果因為流汗而衣服濕透時，最好攜帶替換的衣服，以避免誘發氣喘的發作。

季節交替之際，帶口罩是否可避免過敏症狀的發生？在忽冷忽熱的天氣，如果病童一下接觸到冷空氣，可能會引起症狀的發作，此時口罩便可以發揮最大的作用；尤其是孩童一到戶外便喜歡奔跑，如果在進行這些活動時突然吸入太多的冷空氣，容易導致過敏症狀如氣喘的發作。另外，每年季節交替之際也是所有的流行病蠢蠢欲動的時候，出入公共場所時能夠帶口罩，可有效避免疾病的感染。在冷天或天氣不穩定時，孩童外出時可考慮帶上口罩，而在環境乾淨的屋內則不需要。

氣喘兒該如何運動？

氣喘病童是否可以參與運動，一直是許多家長所關心的問題。在氣喘患童的照顧上，醫師其實是極力鼓勵小朋友要適度的運動，游泳及爬山都已發現對氣喘病情是有改善的效果。如果病童在日常生活中一直都會因為某種程度的運動而導致發作，顯示氣喘尚未得到適當的控制。所以如何讓孩童能夠在不擔心氣喘發作的情形下進行適當的運動，也是在治療上的考量。

運動後誘發的氣喘發作也是許多家長擔心的一個症狀，孩童在經過劇烈運動後，或是在玩得較盡興時，都可能導致氣喘的發作。如果遇到這樣的情形，是否能夠利用一些有效的治療讓小朋友的症狀得到較好的改善？目前較常使用的藥物包括cromolyn成分的噴劑可長時間使用，或是考慮在進行運動前約半個小時左右先使用氣管擴張劑。最近開始較為普遍的長效型氣管擴張劑，也被發現對運動誘發的氣喘可以提供改善的效果，降低因為運動誘發的氣喘發作。

孩童還是要多運動，但是對那些會因為運動而導致氣喘的病童，應採運動量逐漸增加的方式，讓他們能夠有較佳的適應期。

如何避免影響小孩的學業表現

氣喘對病童的最大影響可能是因急性發作而住院，或是因為氣喘發作無法上學而缺課。目前的統計資料顯示氣喘已經是導致孩童缺課和成人無法上班的一項主要因素，因此，避免因氣喘疾病影響學業，最基本的原則便是要有良好的控制。如果病童和家長們都可以有預防勝於治療的觀念，在每年季節交替之際便開始使用一些保養藥物，減少氣喘的發作。醫師更建議病童應該例行性地使用如尖峰呼氣流量表和氣喘日誌來監測，以得到更好的效果。

目前的研究結果顯示，氣喘病患可能因為情緒緊張而導致氣喘的發作。所以氣喘病童也可能因為在學校內考試，或是其他因素造成情緒緊張，誘發氣喘的發作。家長們需要注意在這些情形下，適當地給予如長效型氣管擴張劑來緩解症狀。

及早控制病情　避免永久性傷害

氣喘本身是呼吸道長期的慢性發炎，而長期反覆的急性發作，便容易導致氣管的發炎甚至纖維化。醫生常提醒病童和家長們，對氣喘病患來說，長期而穩定的症狀控制，避免經常性的急性發作，是治療氣喘的不二法門。大家最關心的一件事便是過敏疾病可否痊癒？通常在青春期時會有一個較明顯的改變，如果在青春期控制良好的患者，大概有80％以上可以好起來；反之，控制不佳的患者則只有不到1/3會好起來。其中主要的差別是那些控制不好的患者由於長期反覆地發作，已經導致氣管的變形（remodelling），致使呼吸道狹窄，此一病理變化是不可回復的，一旦出現變形可能一直需要使用藥物加以控制。

氣喘日記幫助監控病情

目前醫界在氣喘病童的防治上，希望透過學校的護士來進行，主要是因為大部分的老師可能不具有足夠的醫學知識。所以家長應該告知老師，病童的氣喘嚴重度如發作頻率、是否使用藥物、是否適合上較激烈的體育課或課外活動等。容易因為劇烈運動而導致氣喘發作的病童，可提醒他們在運動前30分鐘使用氣管擴張劑，再去進行其他相關的活動，可以有效地降低氣喘發作的機會。

氣喘日記的主要內容包括病童的尖峰呼氣流量、發作時的症狀和藥物使用的情形。目前在氣喘的治療指引中將氣喘的嚴重度分成輕度間歇型、輕度持續型、中度持續型和重度持續型等不同的階段，而藥物的使用是依照氣喘的嚴重度而加以調整。掌握臨床症狀的嚴重度，可利用尖峰呼氣流量表監測。如同高血壓患者需要量血壓和糖尿病患者需要測血糖，氣喘患者也必須經常性地監測尖峰呼氣流量指數。將每日的尖峰呼氣流量指數、症狀發生的情形和藥物的使用狀況，在每個月回診時帶回給醫師參考，以利處方藥物。

外出旅遊　隨身攜帶藥物

氣喘兒基本上可以參與各種旅遊活動或戶外活動，只是一些必備的藥物還是需要隨身攜帶。如果是在天氣溫差變化較大的季節，平時即可使用保養的藥物。要出門旅遊時切記帶著可解除症狀的藥物，其中包括氣管擴張劑如乙二型交感神經親和劑、茶鹼和抗乙醯膽鹼等藥物。此外，如類固醇或cromolyn等抗發炎藥物，在氣喘的晚期發炎的控制上扮演非常重要的角色，所以，吸入型或口服的類固醇也必須隨身攜帶，才能在急性發作或稍有不舒服時加以控制。

是否正確使用輔助器

對於一些年紀較小的氣喘病童，需要使用吸入性的藥物如氣管擴張劑或類固醇時，醫師會建議使用輔助器。主要的原因是這些吸入型藥物需要讓這些藥物的粒子能夠順利地進入到使用者的肺部；當病童的肺活量不足時，無法將這些藥物順利地變成懸浮的粒子進入到呼吸道內，而是在吸入後沈積在嘴內，無法達到肺部。藉助輔助器使藥物懸浮在內，再慢慢地吸入，效果會較好。因為有些藥物會沉積在嘴內，使用類固醇後應多漱口，避免口內的類固醇沈積導致如念珠菌的孳生。

如何使用尖峰呼氣流量表（PEF）

尖峰呼氣流量表其實是簡易的肺功能監測器，讓氣喘病童在平時監測自己的肺功能。由於要使用尖峰呼氣流量表，病童必須有較好的肺活量，才能呼出尖峰呼氣流量指數，所以通常5歲以上的孩童較能夠使用尖峰呼氣流量表。

氣喘病童在使用尖峰呼氣流量表時，不論是需要用手撥卡鈕歸零，或是用手甩流量表，都必須先將卡鈕歸零。然後，使用者必須站立，並確定手指沒有壓到尖峰流量表的刻度範圍，再將尖峰呼氣流量表放入口中，嘴唇包緊，用力且快速地呼氣，並讀出指標的正確尖峰流量數值。同時，必須在休息30秒後再重複兩次，記錄3次的最高值。理想的記錄方式是每天測兩次，起床後立即測量，而在下午6～7點再測一次。

尖峰呼氣流量的判定，可以利用下列預估公式。

■ 男童：9.347653×年齡＋2.033576×身高＋0.806917×體重－130.5（L/min）

■ 女童：7.37373×年齡＋1.682135×身高＋1.27746×體重－98.87426（L/min）

要控制氣喘，須找出個人最佳值，在沒有臨床症狀下，連續測量2～3星期，所得到的最高峰流量值就是個人最佳值。在臨床上便是利用個人最佳呼氣流量值和每日變異度作為比較標準，了解病情是否控制良好，並作為調藥的依據。每日變異度的計算方法如下：

PEF晚上—PEF早晨/1/2（PEF晚上＋PEF早晨）×100％

氣喘兒可以接受預防接種嗎？

控制良好的氣喘病童接受預防接種通常不會有任何問題，但是有幾點必須要加以注意，由於目前所使用的疫苗大部分是去活化的病毒，如果氣喘病童目前有使用類固醇這種免疫抑制劑時，會因為免疫力較差而使原本沒有太大致病能力的疫苗，造成嚴重的感染症狀。有使用口服類固醇的病童，在停止服用類固醇約30天後再接受預防注射，較為保險。如果是使用局部類固醇如鼻噴劑或吸入性類固醇，則是停止使用約一週後便可以接受預防接種，另外，也要提醒那些接受皮內減敏治療的患童，如果當天已接受預防注射應避免再接受減敏療法，因為疫苗內所含有的佐劑可能會引起相當強的免疫反應，甚至也會導致減敏治療的副作用如氣喘發作或休克。

當然，媒體上常提到的流行感冒疫苗，是否也需要注射？由於疾病的免疫調控上應該要維持一個平衡的狀態，同時孩童體內的免疫細胞也需要經由不斷地刺激而加以訓練，感染疾病就是對免疫細胞的訓練。目前的研究結果已經顯示，如果在2～5歲的發育階段，接觸到較多的感染性病原體時，長大後反而比較不會發展出過敏疾病。同時，流行感冒疫苗可能需要每年都注射一次才能達到效果，所以醫界目前只建議在那些氣喘發作頻繁、每次感冒都會導致嚴重發作的病童，可以考慮在狀況良好時先行注射疫苗。

【作者簡介】

學歷：台大醫學士、美國加州大學戴維斯分校博士

經歷：台大醫院小兒部風濕免疫科主任、台灣大學免疫學研究所所長、獲選民國87年十大傑出青年

現職：台大醫院小兒部風濕免疫科主治醫師、台大醫學院臨床醫學研究所暨免疫學研究所教授、兒童過敏及氣喘病學術文教基金會執行長

專長：一般小兒科、過敏、氣喘

本章摘要

如何照顧氣喘兒？

◆ 在學校期間氣喘急性發作時最重要的一件事，便是要避免因氣管收縮而導致呼吸困難，甚至造成腦部缺氧，所以在轉送到醫院前應該先使用自身所攜帶的氣管擴張劑，並供給氧氣以降低缺氧的發生。

◆ 一天使用吸入型擴張劑的次數不要超過八次，如果超過八次以上表示情況已經相當嚴重，應該就醫。如果在短時間內使用超過八次以上，也容易產生副作用。

◆ 孩童開學期間通常是季節更換之際，也是過敏疾病特別容易發作的時間，最重要的是注意衣服的適度添加，不要讓孩童受涼。

◆ 在冷天或天氣不穩定時，氣喘患童外出時可帶口罩，避免突然接觸到冷空氣時，會引起症狀的發作，每年季節交替之際也是所有的流行病蠢蠢欲動的時候，出入公共場所時帶口罩，可有效避免疾病的感染。

◆ 孩童在經過劇烈運動後，或是在玩得較盡興時，都可能導致氣喘的發作，可在進行運動前約半個小時左右先使用氣管擴張劑。

◆ 氣喘病童應該例行性地使用如尖峰呼氣流量表和氣喘日記來監測，以獲得良好的控制。氣喘日記的主要內容包括病童的尖峰呼氣流量、發作時的症狀和藥物使用的情形，在每個月回診時帶回給醫師參考，以利處方藥物。

◆ 氣喘病情若長期反覆地發作，可能導致氣管的變形（remodelling），致使呼吸道狹窄，此一病理變化是不可回覆的，一旦出現變形可能一直需要使用藥物加以控制。

◆ 在天氣溫差變化較大的季節，平時即可使用保養的藥物，外出旅遊時切記帶著可解除症狀的藥物。吸入型或口服的類固醇也必須隨身攜帶，才能在急性發作或稍有不舒服時加以控制。

◆ 年紀較小的氣喘病童，當肺活量不足時，無法將藥物順利地變成懸浮的粒子進入到呼吸道內，可藉助輔助器使藥物先懸浮在內，再慢慢地吸入，效果會較好。

◆ 氣喘病童目前有使用類固醇等免疫抑制劑時，可能會因為免疫力較差而使原本沒有太大致病能力的疫苗，造成嚴重的感染症狀。有使用口服類固醇的病童，在停止服用類固醇約30天後再接受預防注射，較為保險。

- ◆使用局部類固醇如鼻噴劑或吸入性類固醇，則是停止使用約一週後便可以接受預防接種。接受皮內減敏治療的患童，如果當天已接受預防注射應避免再接受減敏療法。
- ◆流行感冒疫苗需要每年注射一次才能達到效果，目前只建議在那些氣喘發作頻繁，每次感冒都會導致嚴重發作的病童，可以考慮在狀況良好時先行注射疫苗。

止咳化痰、平喘藥膳6帖

國立嘉義大學生命科學院院長
楊玲玲

氣喘病屬於常見的慢性病，病情可能延續許久，為此，針對患者的發作期與間歇期，為減輕症狀甚或預防復發，設計了不同的藥膳。

氣喘病是常見的慢性疾病，其罹病率因環境影響、空氣污染、噪音、生活忙碌、過敏原等因素，有逐年增加的趨勢，氣喘病（包括支氣管炎及肺氣腫）目前已位居台灣地區十大死因的第十位（衛生署公布89年十大死因）。以下就中藥治療過敏性氣喘及家居藥膳設計作一系列介紹。

症狀：氣喘（asthma）的名詞始於西洋醫學，即相伴有「呼吸困難」症狀。

中國金匱要略：欬逆倚息，不得臥。即指氣喘發作時的起坐呼吸情形。

治療原則：中西醫學的治療目標一致，病的重症度，宜以西方醫學的診斷為主，並以中西醫學用藥的特性，加以理解後，互補缺點，達到治療的效果。

發作期的處置

目標：預防轉變成重症化、難治化。減輕症狀—中等重症。

方法：

現代醫學—針對症狀，以支氣管擴張劑、點滴、祛痰藥等為主。

中醫學—以β刺激劑的麻黃劑為輔。

治療氣喘的藥物

現代醫藥品：交感神經β2刺激藥、Xanthine系藥物，以及其他第一線的選擇藥物（支氣管擴張劑、點滴、祛痰等）。

中藥：

第一劑一含麻黃處方，出現流鼻水、積痰的症狀時適用。

臨床常用方劑一小青龍湯、小青龍湯加石膏。

第二劑一含麻黃處方。沒有流鼻水、積痰的症狀時適用，或是發病初期抵抗力較好的病患。

臨床常用方劑一麻杏甘石湯、五虎湯、小青龍湯合麻杏甘石湯、神秘湯。

第三劑一不含麻黃的處方。

潤燥劑一麥門冬湯、紫朴湯。

間歇期的處置

目標：預防再發作，減輕症狀。

方法：

現代醫學—去除過敏氣喘的因子。

中醫學—輔以食物療法，改善體質。

咳嗽藥膳設計

咳嗽：常見於呼吸道感染，支氣管發炎，支氣管擴張等病。即中醫所謂肺上逆作聲，咳出痰液。

原因：外感—風寒襲肺、風熱犯肺、風燥傷肺。內傷—臟肺病變。

藥膳設計原則

1.少用辛辣，減少刺激呼吸道。

2.盡量食用清淡。

3.痰多者忌食酸澀收斂的食物，否則痰不易咳出。

4.多選化痰清肺的材料。

慢性止咳化痰川貝枇杷露

【材料】

桑葉2錢、枇杷葉（去毛）2錢、麥門冬2錢、甘草1錢、陳皮1錢、川貝母2錢、蜂蜜一匙。

【作法】

1.琵琶葉洗淨，用牙刷去毛再用（一般中藥店備有處理完成的）。

2.麥門冬洗淨、去心，並將陳皮切成細條。

3.川貝母打碎成粉。

4.將桑葉、枇杷葉、麥門冬、甘草、陳皮放入鍋中，加水淹蓋材料，以電鍋燉煮（外鍋加一杯水），煮至開關跳起，濾取湯汁加入蜂蜜一湯匙，攪拌溶解，溫熱食用。

【說明】

1.川貝母可乾燥化痰，適用於熱痰、燥痰。

＊注意：肺氣腫，支氣管擴張的寒濕，痰飲咳嗽則無效果。

2.枇杷葉：化痰止咳和胃止嘔、肺熱胃熱常用藥。乾咳無痰、稠痰咳時胸痛口乾咽乾常用。

3.桑葉性涼，有疏散風熱、清肝明目作用。

＊ 肺熱、風熱的咳嗽患者適用，感冒乾咳、燥咳，可配合具滋潤效用的麥門冬。

急性止咳化痰浙貝杏仁粥

【材料】

杏仁1兩、牛蒡子3錢、桑葉3錢、菊花3錢、浙貝5錢、米1/4杯、冰糖適量。

【作法】

1.杏仁去皮，與胚芽（可到中藥店購買處理好的）泡於一杯清水中。

2.米洗淨，泡於一杯清水中。

3.將桑葉、菊花加水（以淹過藥材為度）。放入電鍋中，外鍋加一杯水，煮至開關跳起，濾取液汁。

4.將米、杏仁和牛蒡子倒入果汁機中打汁，加入步驟（3）的液汁，放入電鍋內鍋，外鍋加一杯水煮至開關跳起，即為香濃的杏仁露，再將打成粉的浙貝加入拌勻，即可食用。

【說明】

1.杏仁具下氣止咳、潤肺止咳、潤腸通便、鎮咳祛痰，為止咳平喘常用藥，尤其是外感風熱。燥咳可配合桑葉。

2.牛蒡子可祛痰止咳、清熱解毒、因風熱引起的咽喉腫脹疼痛，也具有潤腸通便的效果。

3.菊花有疏風清肺熱作用。

＊注意：杏仁和牛蒡子含有脂肪油，有潤腸通便，因此有瀉下者禁用，軟便者慎用。

祛寒下氣止咳—杏仁茶

【材料】

苦杏仁去皮尖1兩（36.75克，可至中藥店購買）、米半杯、適量冰糖。

【作法】

1.杏仁去皮尖洗淨浸泡於清水中。

2.米半杯洗淨、放入鍋中炒至金黃色，浸泡於清水中。

3.將杏仁和炒好的米放入果汁機中，加入適量的水，打成汁，再加水至8～10杯量的體積，煮至沸騰後，改用小火煮至米完全糊化、熟透後，加入適量的冰糖，即可當茶飲用。

【說明】

1.杏仁苦溫入肺經，有下氣止咳的效果。

2.米具健胃功能，趁熱喝下身體會出汗，尚有祛寒的效果。

效用：祛寒、下氣止咳。

理氣寬中止咳粥

【材料】

糯米半杯、陳皮10克、紫蘇子10克、大棗3枚。

【作法】

1.糯米洗淨浸泡於清水中1小時，再加熱煮成粥。

2.陳皮切細，泡於水中，大棗去核，取棗肉和紫蘇子一起放入果汁機中加水打碎。

3.將步驟（2）的汁液倒入煮好的粥中，繼續煮至棗子、陳皮的香氣橫溢，再加入少許的冰糖，略微放冷即可食用。

氣喘的藥膳

每到季節交替之際，如秋末冬初或春天將至時，天氣轉變較大，患者可能因為對溫度和濕度適應不良，而造成氣喘的發作頻率增加。此時宜選擇宣肺散氣、化痰平喘的食物。

杏仁奶茶

【材料】

杏仁去皮尖1兩、米半杯、紅棗10公克。

【作法】

1.杏仁、米洗淨泡於水中待用。

2.米加水用果汁機打成泥，再加入杏仁一起打。

3.紅棗洗淨去子加4杯水煮成高湯。

4.紅棗高湯煮沸後加入步驟(2)的杏仁泥，慢慢攪拌煮沸後加蓋悶10分鐘，加入適量冰糖即可飲用。

【說明】

溫肺止喘。杏仁苦溫，能祛痰理氣，止咳平喘；米可補中益氣；大棗補脾具有提升免疫作用。三者互相配合有祛痰平喘作用及免疫改善作用。

紫蘇杏仁茶

【材料】

紫蘇10公克、杏仁20公克、紅棗10公克、冰糖30公克。

【作法】

1.紅棗洗淨去子，加水4杯煮成高湯。

2.紫蘇去梗，研磨成細粉。

3.杏仁洗淨打成漿後待用。

4.紅棗高湯煮沸，加入步驟(3)的杏仁，慢慢攪拌煮沸，再加入紫蘇粉，加蓋悶10分鐘，最後加入冰糖即可飲用。

【說明】

散寒、理氣解表，適合改善氣喘咳嗽。杏仁苦溫可祛痰止咳、平喘、潤腸；冰糖甘平、可補中益氣、和胃、潤肺；紫蘇理氣寬中。三者合用可達辛溫散寒、祛痰止咳、平喘止哮的作用。

【作者簡介】

學歷：名古屋市立大學生藥藥理學博士

經歷：國立嘉義大學分生系系主任、生物技術研究所所長、台北醫學院教授、獲選第十一屆十大傑出女青年獎

現職：國立嘉義大學生命科學院院長、應微系主任、中草藥研發中心主任、生物藥學研究所所長

專長：活性天然物化學、生藥藥物分析、中草藥研發技術、生藥藥理

氣喘病的芳香療法

屏東市民眾醫院院長
張淑鳳

芳香療法是近年來新興的疾病治療方式，過程中所採用的主要原料（精油）包含了上百種的天然化學物質，對氣喘患者而言，除可用於淨化室內空氣，也可達到預防呼吸道感染及訓練呼吸功能的效果。

氣喘病是一種呼吸道慢性發炎的疾病，有多種發炎細胞參與此發炎過程。病人反覆發生喘鳴、胸悶、呼吸困難與咳嗽，症狀在晚上睡眠時或清晨最為明顯。由於氣流阻塞而造成喘鳴，上述症狀及氣流阻塞現象可自動或經治療而改善。因為呼吸道的敏感，許多刺激都可能引發氣喘。病患應詳細了解自己的發病過程是否與激發物有關，適時調整作息及居家環境，防止氣喘發作。

關於氣喘的芳香療法，現代醫學文獻並無記載，但這並不表示芳香療法在氣喘病患身上無用武之地。植物精油的分子結構很複雜，包括了幾百種不同的天然化學物質，主要的種類包括醇類、酯類、醛類、酮類及酚類，因此，精油本身也可能是過敏原，會引發氣喘。

建議在初次使用精油前，採取下列的測試步驟：

■ 備妥急性氣喘發作時須使用的藥物（如支氣管擴張噴劑），以便發生過敏時，可立刻舒緩症狀。

■ 滴1滴基質油在胸口或耳後，12小時後，若無副作用或過敏反應，再將1滴精油混合半茶匙基質油，在胸部或耳後加以按摩，12小時後再查看身體的反應（此方式主要在測試有無皮膚過敏，因精油也會揮發而由鼻吸入，也可測試有無呼吸道過敏）。

■ 將1滴精油滴入手帕或口罩上直接吸入。

若已確定無過敏反應，方可嘗試下列的治療方式。

室內消毒殺菌的芳香療法

此法有助於淨化空氣，消除室內的塵蟎，降低空氣中細菌及黴菌的數量，減低引發氣喘的過敏原。將各20滴薰衣草油、茶樹油、松針油及檸檬油混合於滴瓶中，使用蒸發器蒸散此精油配方。天竺葵油、尤加利（桉）、佛手柑亦有殺菌效果，可依自己喜好加以置換。如使用噴灑方式，可將3滴尤加利、1滴黑胡椒、1滴松針、2滴佛手柑加入30cc水中，置於噴頭瓶中於室內噴灑。

呼吸訓練的芳香療法

氣喘病人在紓解期，可經由呼吸訓練提升自身的免疫功能，強健呼吸系統，減少發作的次數與強度。採用腹式呼吸法（吸氣時腹部向外突出，以使橫膈向下，增加肺部的容量），深深的吸氣，然後再慢慢的吐氣，吐氣的時間要比吸氣長，每天訓練5～10分鐘（最好有老師指導，以免造成換氣過度、頭昏眼花、四肢發麻），配合精油的吸入，可提升效果。

對紓解呼吸道發炎有效的精油種類頗多，包括：白千層（玉樹油Cajuput）、雪松（西洋杉油Cedarwood），尤加利、馬郁蘭油、薄荷油、松針、檀香、茶樹、薰衣草等，建議可使用價格便宜又易購置的精油。將25滴薰衣草及25滴尤加利置於蒸發器中蒸散此精油配方，配合腹式呼吸法或冥想。

預防上呼吸道感染的芳香療法

目前現代醫療對病毒的感染，只有少數有效的藥物，套句廣告用語「感冒沒有特效藥」。流行性感冒疫苗注射（國內在每年10月左右引進），可有效減少感染率，但對於一般的感冒病毒，或是流感疫苗未涵蓋的病毒，主要靠個人的免疫系統來對抗。建議在感冒流行季節，盡量避免進入人群擁擠及密閉的空間，並接受流行性感冒疫苗的注射。以下是建議性的芳香療法。

■ 將2滴檸檬精油滴入手帕或口罩上直接吸入，或是滴在200cc的水杯中，口鼻靠近杯口吸入，一次吸入3分鐘。

■ 將1滴茶樹精油及1滴檸檬精油稀釋於150cc水

中，攪拌均勻，於感冒流行期間，每天漱口。

氣喘病患的按摩配方

將3滴雪松、2滴薄荷油及1滴白千層油稀釋於15cc的基底油中，按摩頸部與胸前，可緩和呼吸道發炎的症狀。有痰時，可將按摩重點放在脊椎，以拇指沿著脊椎往上按摩。使用16滴薰衣草、3滴黑胡椒、3滴尤加利、3滴依蘭依蘭，稀釋於25cc的基底油中，按摩患者的頸部及胸前，可作為日常保健的按摩油。

氣喘症狀的緩解

由於氣喘發作時，可能會危及生命，西醫在治療氣喘上，已有長足的進步，建議此刻應尋求西醫師的協助。氣喘病患平常應學習正確的使用藥物，尤其是吸入性的藥物，才具有救急的效用。（吸入性藥物分為「控制氣喘的藥物」及「減輕症狀的藥物」兩種）。患者要學會評估自己的氣喘嚴重程度，以免誤估嚴重度、延遲就醫造成遺憾。

雖然某些芳香療法協會或專家會建議使用吸入性

配方於氣喘發作時，但筆者認為不宜嘗試。有些芳香療法的書籍甚至列出警告：「如果你有氣喘病的話，請勿使用熱水吸氣法，因為高濃度的蒸氣可能會造成呼吸困難或窒息。」

天然植物用於治病的功效，無庸置疑。阿斯匹靈取自於柳樹（水楊酸），治療瘧疾的奎寧來自於金雞納樹皮，鴉片提煉於罌粟花，治療癌症的長春花鹼（Vinblasine）採自於長春花，治療心臟衰竭的毛地黃也出自同名的草本植物。但並非天然植物即是溫和無毒、保養固本的，也可能含有劇毒。如上所述提煉於天然植物的良藥，若使用過量也會致死的。

所謂的精油（Essential oils）是一種萃取自植物的花、葉、種子，甚至樹皮的揮發性有香物質，一般來說，市面上販售的精油只有少數具有毒性，需慎重使用。所謂芳香療法（aromatherapy）便是一種運用精油以養生、美容、調整情緒的另類療法。

由於另類療法，通常是病患認同而醫師無法苟同的治療方式，一般是用於無法痊癒的慢性病或癌症病患。因此在治療急性病症上，鮮少有醫師願意投入心力作此研究。（想想看，既然有90分威力的武器，又何必花力氣研究只有10分威力的武器呢？）

筆者搜尋醫學文獻資料庫，並未找到一篇有關氣喘與芳香療法的文獻，因此，本文是以醫師的角度，綜合各項資料加上醫學訓練的判斷及多年行醫的經驗所歸納出來的心得。

【作者簡介】

學歷：台北醫學院醫學士、台大醫學院公共衛生研究所預防醫學碩士

現職：屏東市民眾醫院院長、神經科主治醫師

經歷：台大醫院神經科兼任主治醫師、台大醫學院兼任講師、羅東博愛醫院神經科主任

專長：神經科、重症醫學

本章摘要

氣喘病的芳香療法

- 所謂芳香療法（aromatherapy）便是一種運用精油以養生、美容、調整情緒的另類療法，市面上販售的精油只有少數具有毒性，需慎重使用。
- 植物精油的分子結構很複雜，包括了幾百種不同的天然化學物質，主要的種類包括醇類、酯類、醛類、酮類及酚類，因此，精油本身也可能是過敏原，會引發氣喘，在初次使用精油前，須採取測試步驟。
- 精油有助於淨化空氣，消除室內的塵蟎，降低空氣中細菌及黴菌的數量，減低引發氣喘的過敏原。
- 氣喘病人在紓解期，可經由呼吸訓練提升自身的免疫功能，強健呼吸系統，減少發作的次數與強度。深深的吸氣，然後再慢慢地吐氣，每天訓練5～10分鐘，配合精油的吸入，可提升效果。
- 氣喘病患應避免使用熱水吸氣法，因為高濃度的蒸氣可能會造成呼吸困難或窒息。

強壯呼吸機能健康操

國立台東師範學院體育系副教授
劉美珠

氣喘患者對於運動方式的選擇須特別慎重，動作緩和、強調身體協調性並配合呼吸節奏的健康操，即可顧及呼吸道敏感的體質情況，並增強身體的基本體力，達到減緩與改善氣喘症狀的效果。

本文主要提供在家居生活中或小小的空間裡，隨時可進行的另類呼吸訓練及身體動作的調整方法，做為強壯呼吸機能及減緩氣喘疾病的基本訓練。

在現代生活的型態下，許多人都不會深呼吸或早已遺忘了深呼吸的本能，而實施呼吸運動的練習對於非過敏性氣喘的治療效果是不容忽視的。呼吸運動設計的重點主要是避免用力強迫呼吸及過度換氣，避免呼氣時造成支氣管衰竭的現象，並學習如何有效率且放鬆地進行呼吸等。提升呼吸功能的健身運動有很多種類，但是必須養成運動的習慣，進行規律的運動，才能真正地達到健身的效果。然而，不論是參與何種運動？或是運動的目的為何？為了培養運動習慣，藉由身體的探索，開發身體覺察能力，真正地體會自己身體內在那股「想動」的動機，才是持續運動的關鍵。因此，本文針對氣喘患者所設計的動作探索和活動練習，基本上，強調的是每個動作過程的體會和對身體的傾聽，不但開發身體覺察能力，增強內在「想動」的運動本能，進而培養規律地運動的習慣，達到減緩氣喘發作的目的。

本文所設計的調整與訓練動作，主要分為兩個部分，一是針對氣喘發生的當下所能進行的身體調整動作，另一即是各種不同呼吸運動的練習方法，針對強化心肺功能，減緩支氣管和胸腔肌肉痙攣的現象，所設計的一系列預防性健身活動。透過和緩的活動操作，開發身體的覺察能力，強化呼吸的深度與效能，學習放鬆胸腔的組織與結構，同時也增進全身肌力和關節的活動機會；尤其透過深呼吸運動來提升胸肌的擴張運動，並使其放鬆是為主要目的。

氣喘發生時，進行的身體調整和動作

一般而言，當氣喘發生的時候，除了立即以藥物來控制外，還可以透過動作的調整來達到紓解胸腔和支氣管的肌肉張力和壓力，減緩氣喘的發作情況，以下將分別介紹有人可協助和無人協助的情況下，所能實施的調整動作。

有人協助時

1. 立即讓氣喘患者找個地方仰臥躺下，協助者以大腿為墊子，或是以一個大枕頭墊在患者的背下，協助者以雙手交錯於患者軀幹的對角線位置（一手在右肩，另

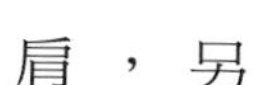

一手則放在其左側的髖骨部），將胸部向對角的延長線拉開，之後，換邊操作時同理，雙手分別置於左肩和右髖部來進行。

注意要點：雙手壓住軀幹以對角線向外延伸的動作要溫和、緩慢而穩定，且以口語引導患者做深呼吸，當患者吐氣時，雙手下壓往對角線方向，向外推壓；吸氣時，則慢慢地放鬆回復原位。

2. 讓氣喘患者坐下，協助者蹲在患者背後，以枕頭或折疊的衣物墊在其後背部，並以膝蓋頂在患者背上，同時協助者以雙手將患者的手臂向斜後方伸展開來，讓患者做出挺胸的動作，以達到擴胸及伸展的效果。或協助者於站立的姿勢，雙腳一前一後站立在患者的背後，以前腳大腿和膝蓋頂住患者的背部，雙手握住患者的雙手向斜後上方伸展。

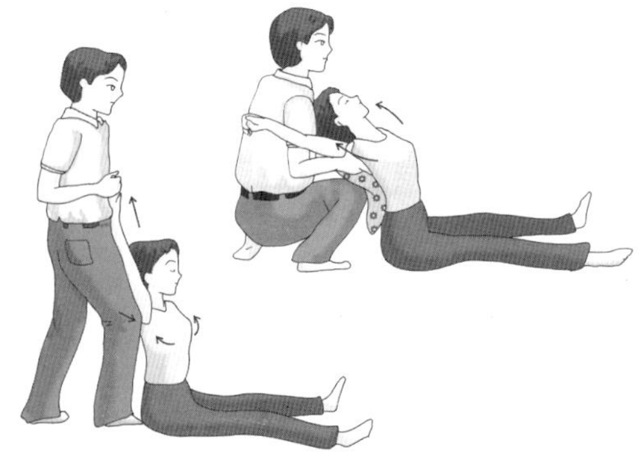

注意要點：過程中，向外延伸的動作都是溫和而穩定的，且以口語引導患者做深呼吸數次。若患者肩膀的柔軟度不佳時，切勿勉強而產生疼痛，只要有達到擴胸伸展的效果即可。

無人協助時

自己立即找個地方躺下，尋找一個大枕頭或背包墊在自己的背後，並將雙手向斜上方打開，將注意力專注在深呼吸的過程，尤其在吐氣時，試圖透過自我暗示，鬆開整個緊縮的胸腔和支氣管；或是坐在有矮靠背的椅子上，在椅背上墊個柔軟的衣物、枕頭、背包或軟球，將上身仰臥其上，雙手向後上方開展，注意力放在深呼吸上。

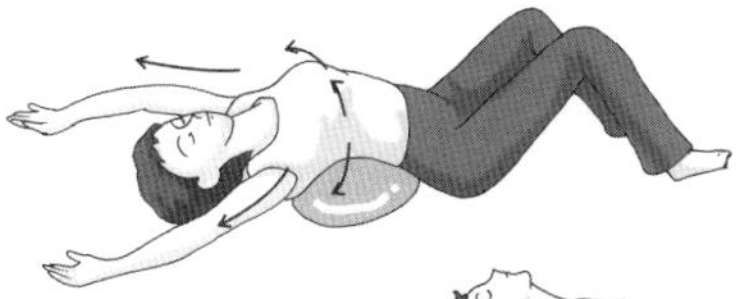

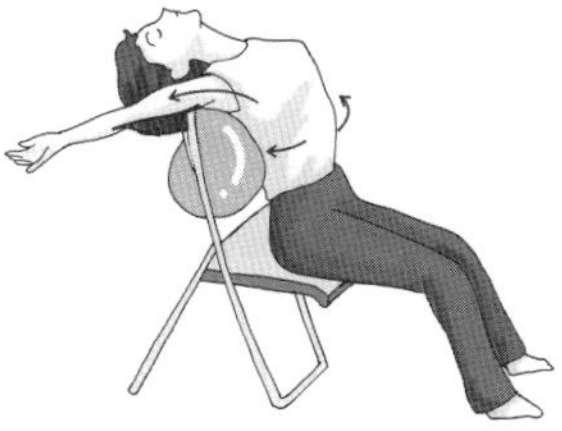

注意要點：若平日即能熟悉在此姿勢位置上進行深呼吸的練習，效果會更好。因此，最好平時即能熟悉這個動作型態，並多加練習，才能以這種方式來自我暗示、放鬆及調整呼吸，否則在緊急狀況發生時，則難以獲得速效。

增進心肺功能的方法

第二個部分是針對強化心肺能力，以及減緩平日受到一點刺激就發生支氣管和胸腔肌肉痙攣的情況，所設計的一系列預防性的健身活動。本節設計了三種類型的練習：（一）呼吸的訓練。（二）配合呼吸的胸背伸展和肌力訓練。（三）協調性及和緩性的有氧運動。實施的方式如下述：

呼吸的訓練

人無時無刻不在呼吸，但人們常常將之視為當然，而忽略其重要性，也不知如何運用它的功效。呼吸是人類生命存在的基礎，也是達到靜心的橋梁，是平衡思想能量、調整情緒的良方，也是進行自我溝通和自我了解的最佳途徑。透過呼吸的體會與探究，可以開發身體的覺察能力，學習如何和身體對話。請記得，身體是有智慧的（Body Wisdom; Body Knowing）有機體，當我們能夠進入身體深處，去了解身體，我們就能夠對它的感受有更深刻的體會，也才能夠了解它的需要和內在的節奏，這也是我們可以學習體會由內在引發身體「想動」之動機的來源。透過將注意力放在呼吸的動作，感受在不同位置上，身體使用之緊、鬆的張力改變，藉此體會呼吸運動的律動節奏與身體各部位間的關係，並了解一吸一吐中身體緊張與放鬆的差異，進而提升身體覺察的能力。此外，透過深呼吸的練習，也可以學習對胸腔呼吸肌的控制與放鬆，如此將可以改善呼吸肌痙攣而造成氣喘的情況。

以下將分別介紹徒手的呼吸練習，以及透過道具使用的呼吸練習，可以依自己的喜好及方便來加以選擇。在起床前、睡前或任何時間，依自己的身體感受，自由地探索呼吸的奧祕。現在，就讓我們透過呼吸與身體進行親密的對話：

（1）徒手呼吸練習

呼吸的體會與探索有很多方式，在不同派別的身心技巧（somatic approach）中，都有不同的練習方法。這裡將介紹三種徒手的呼吸練習方法，分別為丹田呼吸、骨盆搖擺呼吸、以及「Hu」呼吸法，進行練習時可選擇播放輕柔的音樂，讓自己在活動的過程中，能夠更放鬆而敏銳地感覺身體。其方法如下：

練習1：丹田呼吸

準備位置：

選擇軟硬適中的薄墊子，以盤坐的方式放鬆地坐在墊子上；或坐在椅子上，將雙腳自然平行於地面。

實施步驟：

1. 身體自然放鬆地坐在坐骨上，將注意力放在坐骨和墊子或椅子接觸點的感覺，身體保持垂直中正，感覺頭頂上有一條延長線，向天花板延伸。

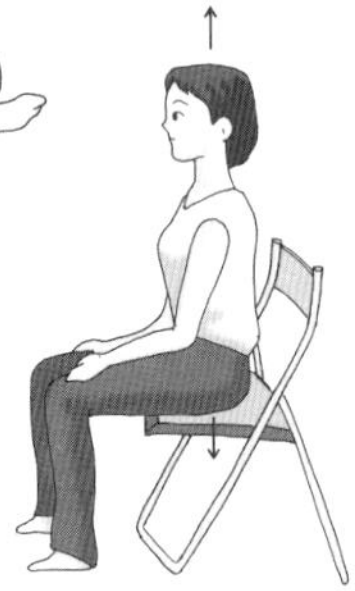

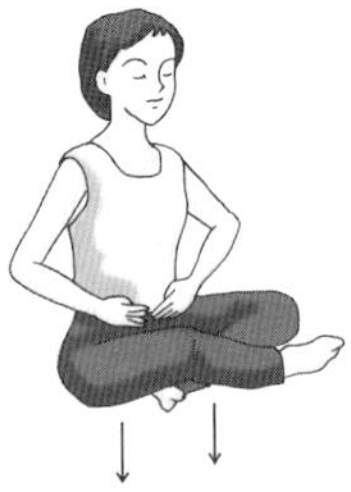

2. 先吸一口氣，然後細細地吐氣，慢慢地將氣吐光，想像肚臍朝向脊椎慢慢地靠近，有逐漸地壓扁肚子的感覺，氣吐盡後將會陰（在肛門與生殖器之間）及肛門口收緊，閉氣停約2秒。

3. 慢慢鬆開、吸氣，腹部、骨盆腔底部、整個胸腔都有慢慢向外擴張的感覺。

4. 也可配合動作來進行上述的丹田呼吸。請將雙手插在腰上（大拇指於腰後，而四指於腹前）；吐氣時，配合身體向前彎屈，雙手輕壓小腹至氣吐盡，將會陰及肛門口收緊，停約2秒後，再鬆開吸氣，身體再慢慢回到垂直的位置。

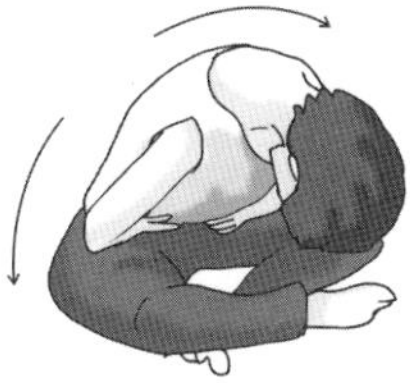

注意事項：

1. 坐骨在那裡？如何尋找坐骨？請彎屈右腳讓大腿靠向胸口，並抬起右側臀部，以右手在右臀部正下方觸摸即可感覺到圓弧突出狀的坐骨。請坐在坐骨上，才能保持脊椎自然的弧度，若坐在臀部或尾骨的肌肉上，脊椎不在自然的弧度上，呼吸易受到壓迫。

2. 盡可能讓呼吸是均勻、細長、和緩而平穩，並刻意地讓你的吐氣比吸氣更延長。

3. 每一次的吐氣，有鬆開肩頭的感覺，並感受丹田（即肚臍下三吋處）附近肌肉有緊張的收縮感，同時收緊會陰及肛門；而每一次的吸氣，都用心體察會陰、肛門及小腹鬆開和身體向外擴張的感覺。

練習2：骨盆搖擺呼吸

準備位置：

選擇軟硬適中的薄墊子，放鬆地仰躺在墊子上，雙腳平行屈膝踩在地上。

實施步驟：

1. 先將注意力放在身體和墊子接觸的感覺，將身體交給地板。

2. 先深吸一口氣，吐氣時，慢慢地將肚臍靠近脊椎，似乎將肚子向下壓扁的動作，尾骨逐漸略微離開地面，下背盡量完全地貼到地面。吸氣時，則慢慢鬆開緊縮的腹部，並刻意地將腹部向外撐大，此時下背則離開地面，如翹臀狀地僅以尾骨和上背留在地面上。如此一吸一吐間，產生骨盆前後搖擺的動作。

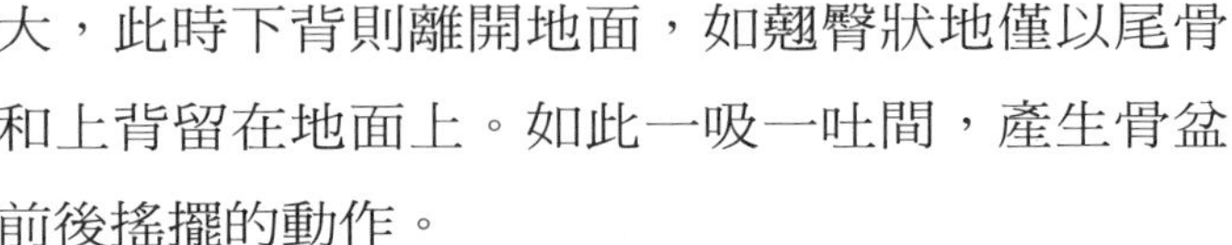

3. 慢慢地進行骨盆搖擺的動作，感受一吸一吐之間腹背張力的改變，以及下背一節一節脊椎接觸和離開薄墊的感覺。

注意事項：

1. 外顯動作的幅度大小並不重要，重要的是透過動作來增加對腹式呼吸在體內發生動作的感覺。

2. 剛開始可能會需要用很多的力氣及很大的動作幅度來體會此動作，然而熟悉動作後，即逐漸地以輕鬆的方式、愈省力的方式來進行骨盆搖擺動作；且過程中，不斷地詢問自己是否還有更輕鬆的方式來完成此骨盆搖擺的動作。（這對於下背酸痛的改善也有相當好的調整效果）

3. 因主要是深呼吸的練習，每一次的吸氣，要用心體會身體擴張的感覺；每一次的吐氣，則用心感受身體鬆弛的感覺，盡量讓呼吸是細長而均勻。

練習3：「Hu」呼吸法

準備位置：

以任何輕鬆的姿勢，如坐、躺、跪、站……等位置開始。

實施步驟：

1. 先將注意力放在身體的自然呼吸上。

2. 開始快速的吐氣，發出「Hu（呼）」的短促聲音來進行，不必思考吸氣，讓吸氣自然發生。重點是在每一次的吐氣，用心感受腹腔向內收縮的壓力，以及胸腔和腹腔的運動，約1分鐘。

3. 恢復放鬆而自然的深呼吸，約1分鐘。（此時，你可能會覺察到身體會自然而然地加深呼吸）

4. 進一步，可以一邊做「Hu」呼吸練習，一邊加上不同的臉部表情，此時因嘴形改變了，所發出來的聲音就會有多種變化，不一定是「Hu」的聲音。也可以在呼吸練習的同時，一邊慢慢地改變身體不同的姿勢，或是更進一步地加上自由的動作探索來進行，並盡可能地感受在強而短促的吐氣過程中，身體各部位所產生的振動及波動。

4. 一樣做完「Hu」呼吸法後，身體放鬆在某個位置或姿勢上，恢復自然的深呼吸，覺察深呼吸的深度是否改變，也可以體會四肢末梢所能感受到的波動，繼續地探索與體會呼吸運動和身體姿勢之間產生不同的改變和關係。

注意事項：

1. 剛開始學「Hu」呼吸法時，因不會放鬆，無法自然地吸到空氣而造成缺氧頭暈的現象，所以請以漸進的方式，先練習30秒，勿做太長的時間，慢慢地再加長時間。有任何頭暈的現象，只要放鬆、恢復深呼吸數次即可。這是一個改變原有呼吸模式，重新體會深呼吸的好方法喔！

2. 先以靜態的位置，由仰臥、俯臥、坐姿、站立，再逐漸地依序回到仰臥的位置，分別來練習「Hu」呼吸及體會它帶給身體的感受。進階時，則盡可能地選擇搭配任何手、腳的姿勢位置，並在每一個位置上停留1～2分鐘，以便體會身體的重量和地心引力的關係；甚至可以緩慢的動態動作，想如何動都可以，沒有標準動作，完全自由探索，來配合「Hu」呼吸法的進行。

3. 吐氣的快慢及持續時間的長短，由個人依個別情況而定。請體會身體幫浦式的擴張感覺；每一次的吐氣，則用心感受身體緊張的壓力感，而在自然深呼吸時，則體會身體鬆弛、微波振動與波動傳遞的感覺。

（2）藉助道具的呼吸練習

可以利用簡單的道具，來協助我們體會及練習呼吸動作，在此將介紹吸管的呼吸練習及軟球的呼吸練習。

練習1：吸管的呼吸練習

許多人不會做細長的吐氣，因此可以藉著吸管細長的形狀，來引導練習者順著吸管的小口，細細地做吐氣的練習。

準備位置：

輕鬆地坐在地板上或椅子上，一手握持著吸管，而另一手以食指放在吸管的另一端開口處（可以小聲播放溫柔而放鬆的音樂）。

實施步驟：

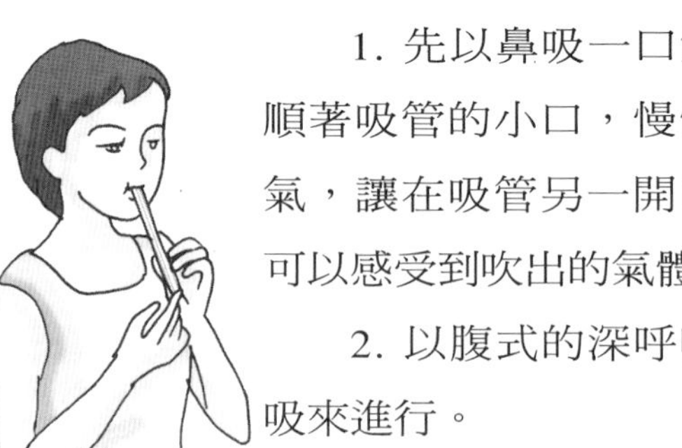

1. 先以鼻吸一口氣，再以嘴順著吸管的小口，慢慢地細吐空氣，讓在吸管另一開口處的手指可以感受到吹出的氣體。

2. 以腹式的深呼吸或丹田呼吸來進行。

3. 當呼吸愈來愈深沉時，吐

出來的空氣溫度會愈來愈高。

注意事項：

1. 呼吸要緩慢、輕柔而細長。

2. 請用心去體會每一口氣細細吐出的感覺，並用心地覺察身體每一個部位緊張度的變化。

練習2：軟球的呼吸練習

藉由軟球有彈性的特色，可利用其張力的改變，來增進對深呼吸動作的體會。軟球就好像擴音器一樣，將胸腔細微的呼吸動作擴張出來，使練習者可以深刻地體會到身體在呼吸過程中，每個部位的細微動作，也能夠在刻意設計的伸展動作中，具體地體驗到呼吸是軀幹三度空間的運動。

準備位置：

很輕鬆地躺在薄墊上，準備一個軟球（7吋或9吋均可），並小聲播放溫柔的音樂。

實施步驟：

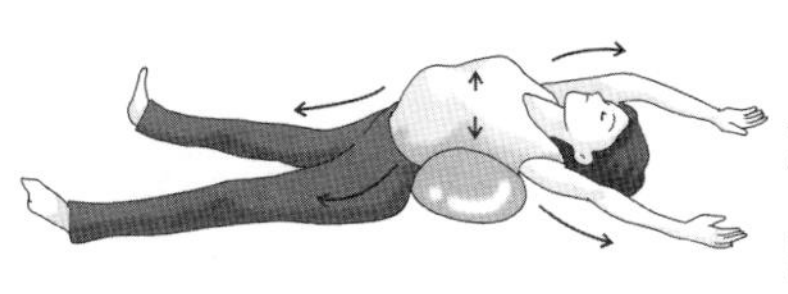

1. 仰臥躺在薄墊上，將軟球放於背部處，仰躺在球上，雙手自然向兩側或兩斜上方打開，維持此姿

勢，進行深呼吸。

2. 俯臥躺在薄墊上，把球置於胸口處，雙手俯撐於地板上，頭及下半身都自然地放鬆，維持此姿勢，進行深呼吸。

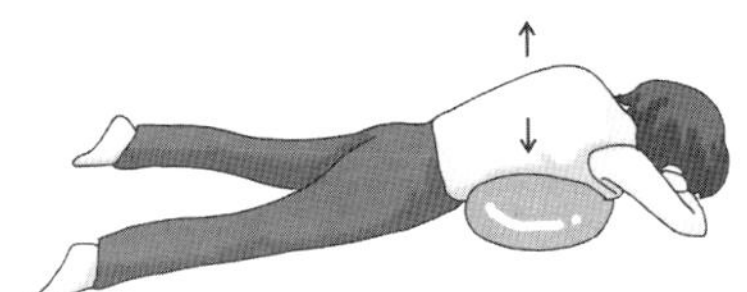

3. 以側臥的方式側躺在軟球上，將球置於右肋骨處，右側（即下方）的手肘彎屈，並以右手食指壓住右側鼻孔，而上側的左手則伸直向頭上方延伸，盡量將注意力放在左鼻孔呼吸，且想像讓空氣進入左側（即上方）的胸腔，維持此姿勢，進行深呼吸，並用心體會左側胸腔上下起伏的動作。

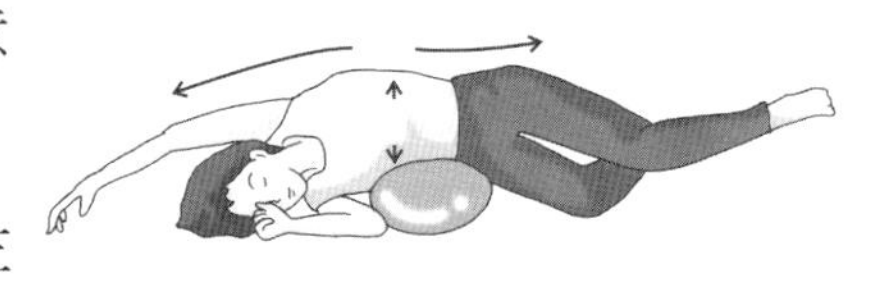

4. 在右側進行3～5分鐘深呼吸後，可先起身坐起，體會左右兩側的差異，再換左側練習。

5. 在側臥的深呼吸之後，身體維持在側臥的位置，移動身體在軟球上略向前滾動（軟球滾至背後），將胸部伸展開來，且左手打開到左側觸地，以上身仰臥在軟

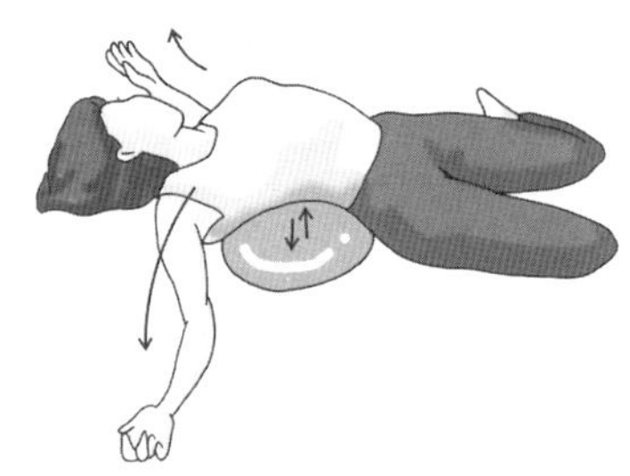

球上，下半身則保持原來的姿勢位置，就在這個位置上進行深呼吸練習。

注意事項：

1. 這個系列的練習，都是透過軟球的張力和彈性，在某一個固定的姿勢上進行深呼吸的體會和練習。藉由身體胸腔的動作和軟球之間的關係，來增加對呼吸運動的體會，此練習也可以達到伸展胸腔的效果。

2. 可以利用上班或上課的休息時間，在椅子上做擴胸深呼吸的練習，在椅背和身體之間放置一個枕頭、大墊子或柔軟的衣物，讓胸口打開仰躺在上，停在該位置做深呼吸練習3～5分鐘。此對於長時間在電腦前工作或俯首案桌的人而言，這是一個相當好的練習。

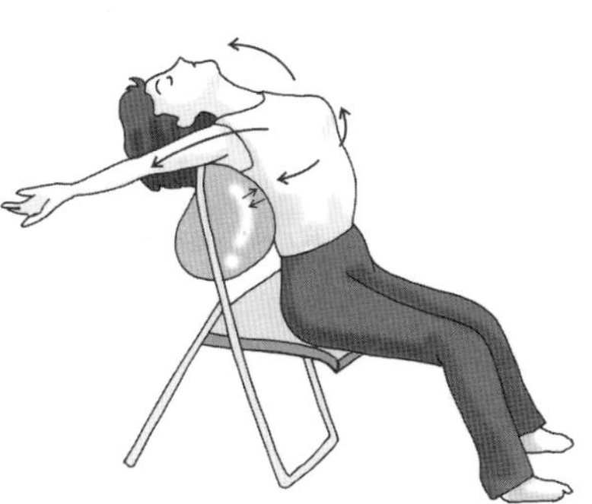

3. 所有練習停在該位置上的時間乃為參考，請依個人的情況及身體的感覺而調整。

胸背伸展、放鬆及肌力訓練

氣喘病常常是因為胸腔的肌肉及支氣管收縮產生痙攣而發生，所以適當的胸背肌的伸展動作、放鬆練習及肌力的訓練是相當重要的。伸展性動作不僅可以舒展筋骨，增加胸腔和肩頸的活動角度，提高身體動作的柔軟性，對於肌腱及肌膜有相當大的延展和刺激效果，透過伸展來體會放鬆和延伸的感覺，都有助於減少痙攣現象的產生，而且在遇到痙攣情形發生時，能夠自我暗示而控制下來；此外，肌力訓練更可以幫助強化胸腔肋間肌及支氣管肌纖維的彈性與張力，以減少氣喘症狀的產生。

基本上，伸展、放鬆及肌力訓練對大多數的人來說是安全的，但仍必須注意：

1. 進行時，必須保持良好的身體姿勢及正確的位置。

2. 以漸進的方式來進行。

3. 體會身體用力的感覺，並放鬆不必用到的肌肉。

進行肌力訓練時，也可以透過不同的道具來實施或增加負重，如啞鈴、沙袋、鬆緊帶。以下的練習是以個人本身的體重為負荷的重量，輔以軟球及椅子來進行，主要針對胸背部的肌群進行伸展放鬆性動作和肌力的訓練，而動作的設計也盡量顧及人體解剖上三度空間上的面向，讓身體能夠多面向地伸展與訓練。

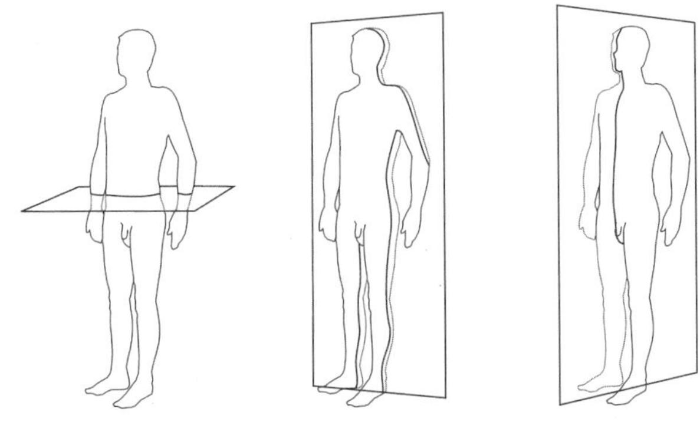

實施的次數可依個人不同狀況，自行增減，並且由少逐漸增加。以下將分別針對伸展放鬆練習和肌力訓練，提供一系列的動作，請依個人的情況與喜好自由選擇。

（1）伸展放鬆練習

練習1：體側彎伸展

平躺在薄墊上進行體側彎的練習，和以往站立的方式來做體側彎，有截然不同的效果。一方面可減少地心引力對身體的影響，另一方面可以藉由身體與地面的關係，於放鬆的狀態下，在人體解剖三度空間方向面中的額面（frontal plane）上，延展開身體側面的肌群。

準備位置：

仰臥在薄墊上，雙腳自然放鬆。

實施步驟：

1. 將雙手枕在頭下，讓身體慢慢側彎到右側的最大弧度，下盤保持穩定在地板上，只有上身側彎到右側，左右手肘都盡量放在地板，臉朝向正上方面向天花板處（雙眼可輕輕閉著），停在該姿勢位置上深呼吸1～1.5分鐘，可以很清楚地感覺到身體左側有延伸拉長及鬆弛的感覺。

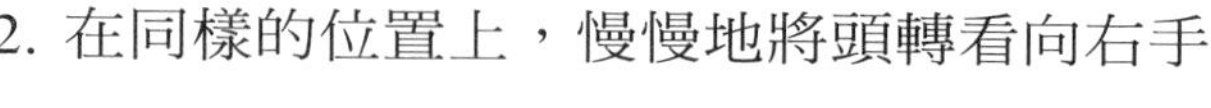

2. 在同樣的位置上，慢慢地將頭轉看向右手肘，依舊可將雙眼輕輕閉著，一樣地停在此姿勢上，進行深呼吸1～1.5分鐘。

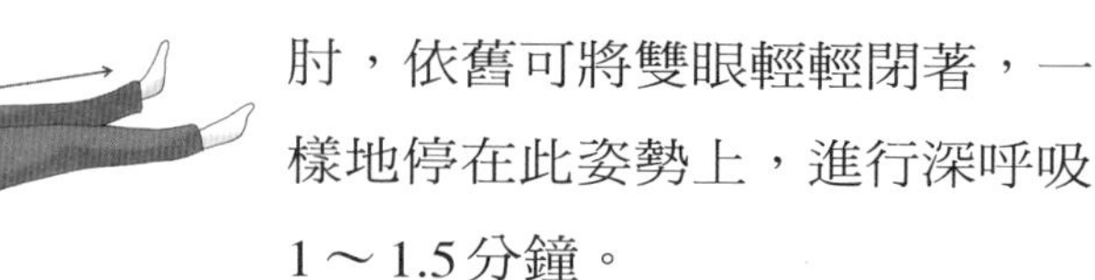

3. 再慢慢地將頭轉向左手肘，維持在此姿

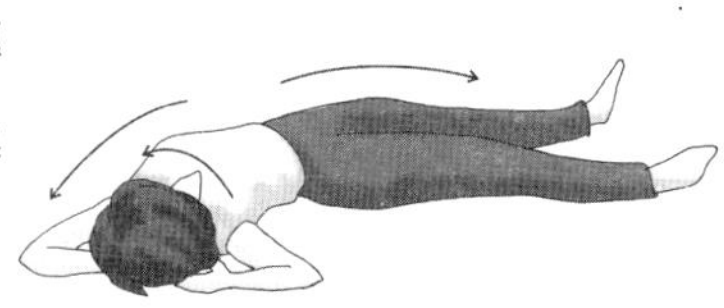

勢上，進行深呼吸1～1.5分鐘。

4. 完成後，再讓身體回到直線正面的位置，換邊練習亦同。

注意事項：

1. 請保持背脊側彎的自然弧度，放鬆地躺在薄墊上，動作過程中骨盆必須穩定而緊靠著地板，不要有翻轉的現象。

2. 當頭略抬離地板而移動至側彎位置時，勿緊縮脖子，而是體會頭頂向外有一條延長線，如一拋物線般地向一側到側彎拉長的位置。

3. 手肘若無法碰到地板，切勿勉強，只要不斷地深呼吸，暗示自己讓手臂放鬆，手肘盡量朝地板的方向放鬆下去即可。

練習2：軀幹對角線伸展

本練習動作也是躺在地板上避免受地心引力的影響，讓軀幹在人體解剖面的橫切面（transverse plane）上，延展身體對角線的肌群。

準備位置：

仰臥在墊子上，雙腳與肩同寬並彎屈踩地，雙手放在身體兩旁與肩同高處。

實施步驟：

1. 慢慢地讓雙膝倒向右側，同時左手慢慢在地板上移到斜上方的位置，頭也慢慢地轉向左側，形成膝蓋和左手一個對角線的延伸，維持這個姿勢深呼吸 1 ～ 1.5 分鐘，讓背部對角線的肌群透過呼吸來伸展。

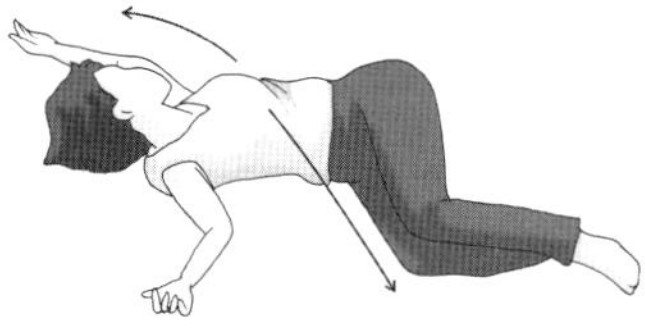

2. 換邊練習時亦同。

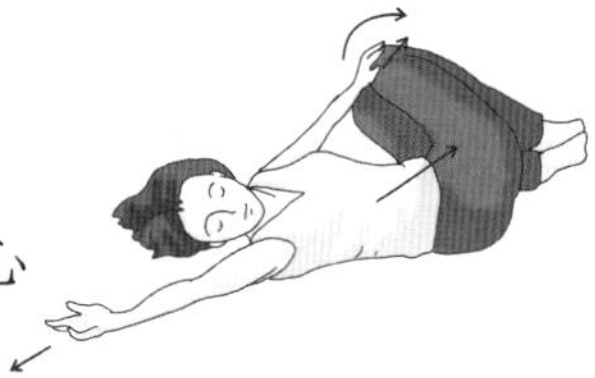

注意事項：

在深呼吸時，請用心檢查一下，哪些部位有特別緊繃的感覺，尤其是試著將胸腔肋骨紓解開來。此外，亦可利用膝蓋倒向那一側的手，扳著或壓在膝蓋上，以增加對角線延展的張力。

練習3：肩臂繞圓伸展

躺在地板上，藉由軟球來進行上身伸展和放鬆的動作，此練習則是綜合了人體解剖的矢狀面（saggital plane）與橫切面（transverse plane）的動作，來鬆活肩臂和胸腔。

準備位置：

準備一個軟球（7吋或9吋均可），右側臥將球放在右側肋骨下方，雙腳屈膝前後打開，右腳略前而左腳略後，雙腳微屈找到穩定的位置，右手肘在右側身下方彎曲，讓肩膀自然地放鬆。

實施步驟：

1. 左手前伸到身體的前方地板上，慢慢地以左手繞大圓，經由頭上，慢慢到斜後方打開，此時軟球略前滾，胸口也隨之開展而讓上背躺到軟球上。

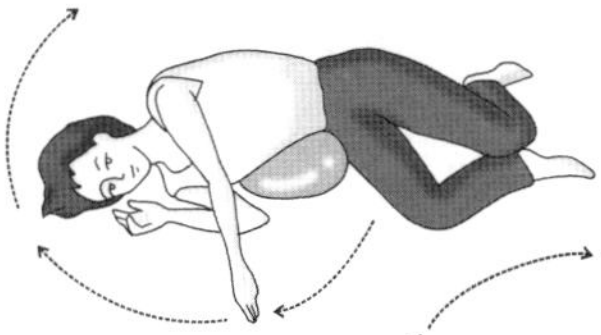

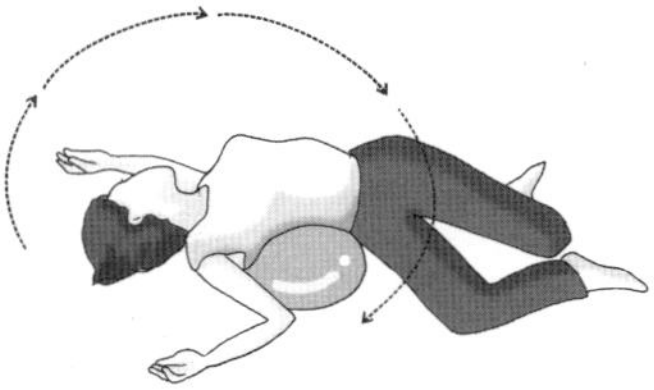

2. 左手手指盡量沿著地板，畫經過身體，慢慢地再繞回到身體前方時，軟球略後滾，讓胸口壓在軟球上，完成畫一個大圓。

3. 緩慢地進行3～4圈，換邊練習亦同。

注意事項：

1. 以手指為動作出發點，當手經過頭上方畫大半圓時，盡量沿著並接觸薄墊，讓手臂有向外延伸的感覺。

2. 頭及胸口順著手臂的動作自然地轉動。

3. 以緩慢而自然的呼吸來進行，動作的快慢由自己來決定。當手臂繞到某些角度上，有特別拉緊或緊張的感覺時，可以停在那裡，利用深呼吸，把那種緊張的感覺鬆開來，再繼續移動手臂繞圓，這是一個非常好的伸展及放鬆胸背、肩頸的動作。

練習4：軀幹扭轉伸展

利用椅子來進行上半身的伸展和放鬆動作，讓軀幹在人體解剖面的橫切面（transverse plane）上，分別伸展及鬆開腰、背、肩頸及眼球的肌群。

準備位置：

請以坐骨坐在椅子上，身體保持自然垂直的姿勢，雙腳平行與肩同寬踩在地上，自然地深呼吸。

實施步驟：

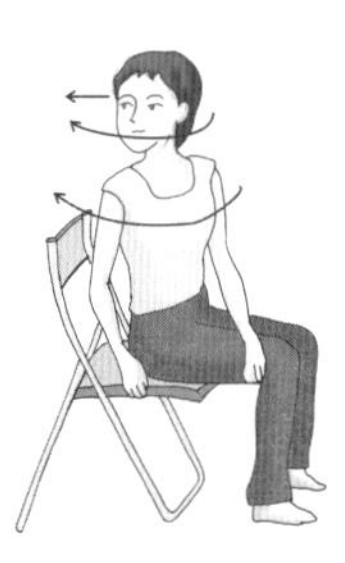

1. 先慢慢吸氣，吐氣的時候，穩定住骨盆，讓身體向右轉，頭隨著身體轉動至右側，雙眼眼球也盡量看到最右側，右手可以扶助後椅背，左手則支撐

在右大腿外側，產生一個扭轉上身的動作。

2. 整個過程中，呼吸的配合很重要，動作發生前先吸一口氣，吐氣的時候產生上身扭轉動作，吐到沒有氣，稍微停在那個扭轉的位置上，改成吸氣，然後吐氣回到原來正坐的位置，練習數次。

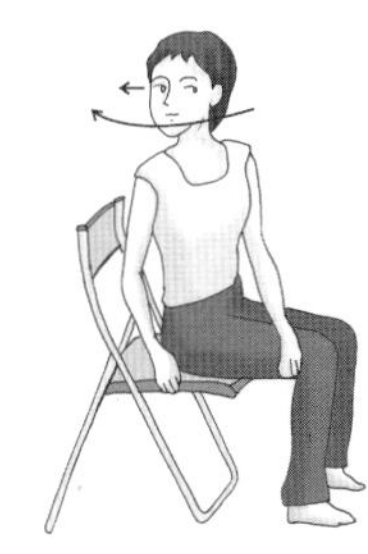

3. 接著，同步驟 1 的動作過程，讓上身向右轉，頭也隨著身體轉向後，同時眼睛看向相反的方向，並盡量保持注視左側。

4. 過程中，呼吸的配合也和步驟 2 相同，動作發生前先吸一口氣，吐氣的時候同時慢慢扭轉上身，吐到沒有氣時，稍稍停留在那個上身扭轉的位置上，改成吸氣，然後吐氣回到原來正坐的位置，練習數次。

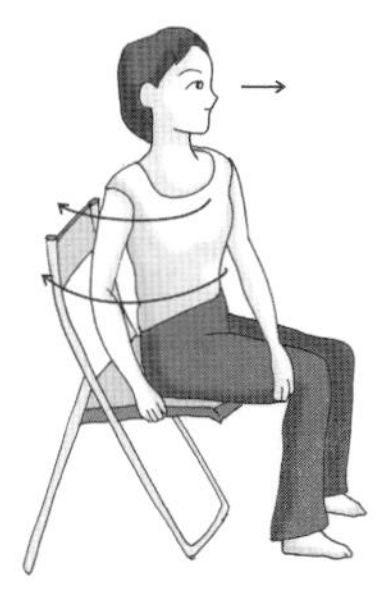

5. 接著同步驟 1 的動作過程，但此次只讓上身向右轉，頭則保留原位不動，眼睛也看著正前方。呼吸的配合亦同，練習數次。

6. 再做步驟 1 的動作，體會是否能更輕鬆地做這個動作，換邊練習時，動作亦同。

注意事項：

1. 本練習的目的並非訓練肌力，而是強調達到伸展及放鬆的效果，因此動作要配合著呼吸，盡量以緩慢、省力的方式來進行。

2. 在緩慢扭轉的過程中，用心體會胸腔和腰背扭轉時所產生的緊張感，在扭轉狀態中吸氣的膨脹感，以及恢復原位時吐氣的鬆弛感；並在過程中，隨時提醒自己能否用更輕鬆的方式來進行動作。

3. 體會眼球轉向不同方向時所產生的緊張感，並可以透過暫停在那個位置上，多做幾次深呼吸並試圖鬆弛那緊張感，此練習對於肩頸、背部的放鬆有很大幫助。

（2）肌力訓練

練習1：

在薄墊上，利用地心引力所進行軀幹腹背的肌力訓練。

準備位置：

俯臥在薄墊上，雙腳彎曲踩在地上，雙手放

在身體兩旁。

實施步驟：

1. 動作開始的預備位置，右手肘彎曲枕在腦後，讓左大腿屈膝抬起，左手扳在左大腿膝部後方。

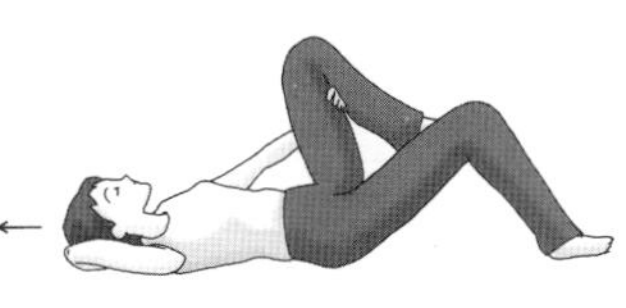

2. 先吸一口氣，慢慢吐氣的時候，上身逐漸慢慢抬起，左手扳著左腿膝部後處，慢慢讓抬起的頭靠近左腳的膝蓋，然後停在那個位置上吸氣；接著吐氣的時候，慢慢躺回原來的姿勢，如此為一次完整動作，重複做5～10次。

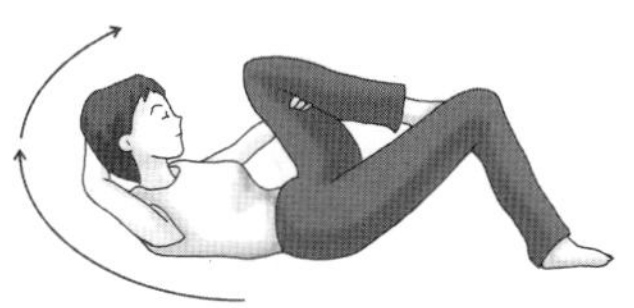

3. 同樣的動作，換邊換手，以左手枕在腦後，右手扳住左腿膝部後處，一樣在吐氣的時候，頭上抬，慢慢靠近左膝蓋，然後吸氣慢慢躺回，重複5～10次。

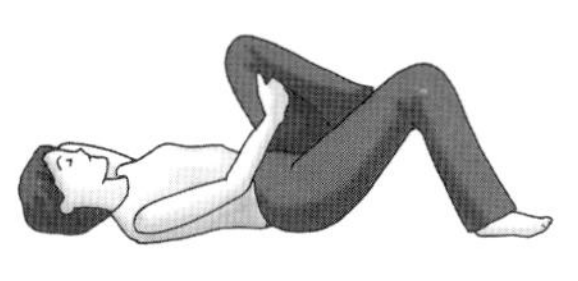

4. 以上步驟2和步驟3為一組動作，完成後，換邊練習時亦同。

注意事項：

1. 單手枕在腦後向上將頭抬起時，切勿以手硬將頭扳起來，手僅輕輕地枕在腦後，想像由背部及頭頂有一條向外及向上的延長線，將頭及上身帶起來，讓頭靠近膝蓋，是頸背部延伸的感覺，而非擠壓胸口的感覺。

2. 配合深且慢的呼吸，吐氣上身抬起後，停在那個姿勢改為吸氣時，請用心體會胸腔及背部擴張的感覺，然後吐氣放鬆躺回薄墊上。

練習2：

利用軟球，坐在地板上，進行軀幹和大腿內側的肌力訓練。

準備位置：

找到坐骨，以自然坐立的方式坐在地板上，雙腳彎曲踩在地上，將球放置在兩腿和胸腹之間，雙手自然地扶在膝蓋上。

實施步驟：

1. 先慢慢地吸氣，感覺肚子漲大及頂住球時，球所給予的壓力，然後慢慢地吐氣，身體緩

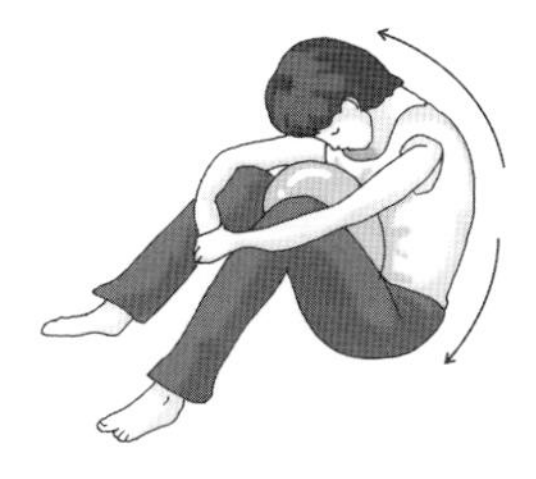

緩向前彎，然後再慢慢吸氣，回到原來垂直的位置，請用心去體會球跟身體的關係，反覆數次。

2. 同以上的動作，先保持在坐姿上，吸一口氣，慢慢地吐氣時，大腿向內緊壓著軟球，上身也逐漸慢慢下彎，停在那個位置上閉氣2～3秒；接著吸氣的時候，慢慢放鬆回到原來的姿勢，是為一次完整動作，反覆10～15次。

注意事項：

1. 動作緩慢且配合呼吸，並請用心體會軟球張力的改變和身體的關係。

2. 當用力收縮大腿夾緊軟球時，留意肩膀是否會不自覺的繃緊，請鬆開肩頸，只用該用力的部位（大腿內側、臀部、腹部）來施力。

3. 吸氣回到原垂直坐姿時的過程中，注意感受肌肉放鬆的感覺。

練習3：

利用軟球，在椅子上進行一系列的肌力訓練。

準備位置：

以臀部的坐骨坐在椅子上，並準備一個軟球。

實施步驟：

1. 雙手握持軟球在胸口前，吸氣的時候身體放鬆，吐氣的時候雙手向內壓緊軟球，慢慢吸氣再鬆開軟球，利用軟球的張力、阻力來進行肌力的訓練，做10～15次。

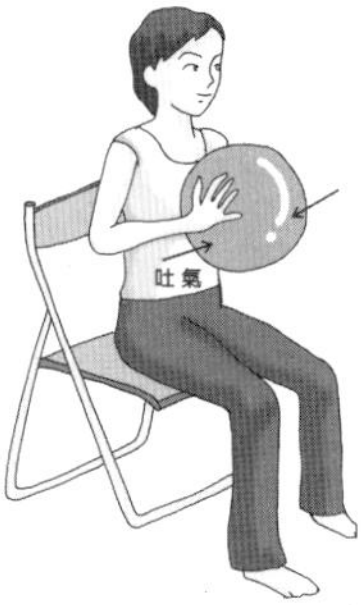

2. 身體保持自然垂直且放鬆的位置，將軟球放在右腋下，吐氣的時候，將右手肘下壓，試圖將軟球壓扁，吸氣的時候再放鬆回到自然的位置，換左手練習時亦同，做10～15次。

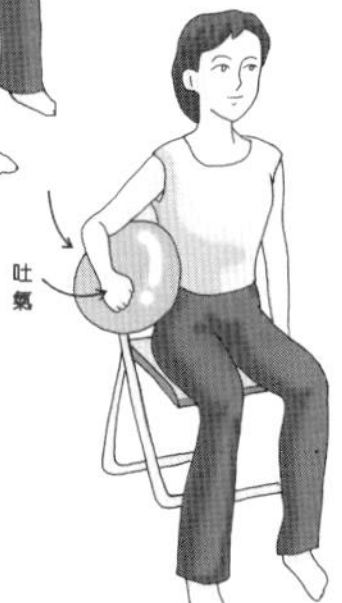

3. 身體依然保持在自然垂直且放鬆的位置上，將軟球放置在身體和椅背之間，以背部頂住球，當吸氣的時

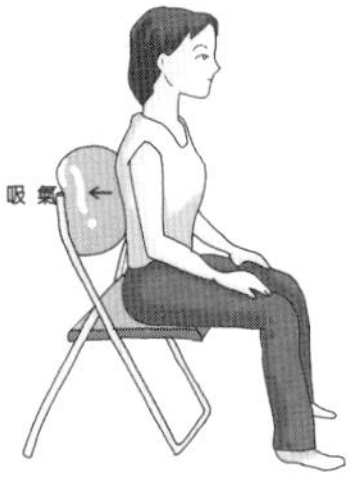

候讓背部擴張向後壓住軟球，試圖將軟球壓扁，然後吐氣的時候放鬆回到自然的位置。吸氣的時候背部擴張，有向背後軟球擠壓的感覺，吐氣的時候放鬆回到垂直的位置，做10～15次。

注意事項：

呼吸盡量細長緩慢，步驟1和步驟2的練習是吐氣時產生收縮的動作，吐盡時稍後閉一下氣（約停2～3秒），再吸氣鬆開軟球，過程中也用心體會鬆開身體的感覺。而步驟3的呼吸則是相反的，吸氣時產生向後擴張的動作，而吐氣時反而放鬆回到原本的位置。

協調性及和緩性有氧運動介紹

對於氣喘病患而言，和緩性的有氧運動是非常重要的。要達到安全、健康且有效的有氧運動，活動練習時要能夠慢慢地提高心跳的頻率，並持續至少30分鐘以上，呼吸逐漸地變快且感覺身體有微熱出汗為宜。下列為實施前的注意事項：

◆ 實施前，先詢問醫師以了解個人的身體狀況。

◆ 進行時，以漸進的步調來進行。

◆ 隨時注意體會身體的感覺，有任何不適，請逐漸停下，並以深呼吸來調整。

◆ 活動中，可隨時小口地補充水分。

本單元的活動，完全依照個人當時的身體情況，來決定運動量的大小。當動作幅度愈大，運動量就大；動作幅度小，運動量就減低，請先以較長的時間來進行和緩的運動，並學習聽自己身體的感覺，隨時做適當的調整。在以下的活動中，練習1及練習2是在某原則下的自由探索與即興的動作，沒有對錯，也沒有好不好看的顧慮，請學習尊重自己的身體，傾聽它由內而發的節奏律動，讓身體自然地表達出來；而其餘的練習，則偏重於有氧訓練，試試吧！

練習1：主要控制區（脊椎）的伸展與協調

本練習是身體主要控制區（脊椎）的伸展與鬆活運動，可以伸展背部，增進四肢與軀幹之間的協調關係，這對於常苦於肩頸酸痛、腰酸背痛者，是相當好的調整活動。

準備位置：

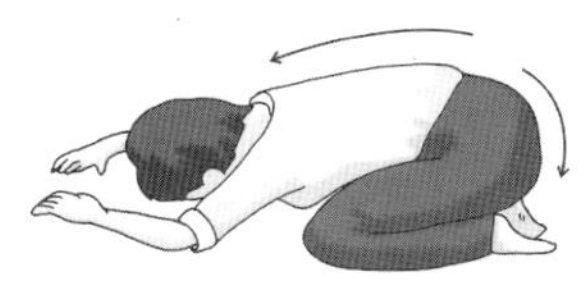

雙腳屈膝，雙肘彎屈俯臥在地板如青蛙狀，前額放在地板上。

實施步驟：

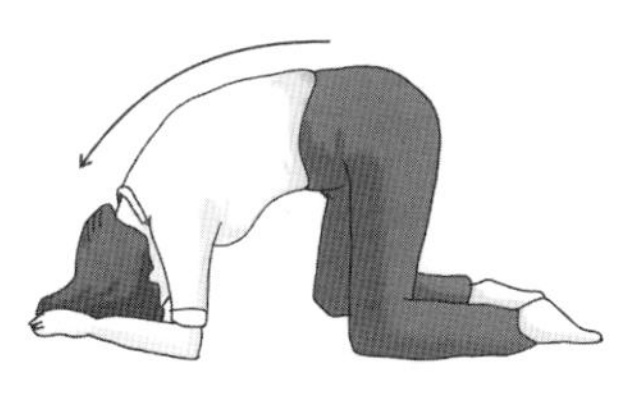

1. 慢慢將重心從尾椎推送到頭頂上而慢慢將背拱起；再慢慢讓尾椎坐回腳跟上，來回前後推送脊椎數次。

2. 接著按照自己的感覺來伸展背部，向任何角度的推送均可，但盡量保持上肘、膝蓋及頭頂接觸在地板上，讓脊椎及背部能隨機地、自由地向不同的方向推送伸展。

注意事項：

1. 動作緩慢，尤其推送到頭頂時，切勿太快或太猛，以免傷到頸椎。

2. 體會脊椎與地板的關係：交予（yield）、推撐（push）和伸展（extend），當在進行此前後推撐的練習時，肩關節、髖關節已經在做相當柔和的課題暖身運動。

3. 在推送的過程中，若感到某一部位特別緊或有輕微的酸痛感，可以停留在那個位置上進行深呼吸，利用深呼吸來按摩與放鬆該部位。再推送到不同的方向和位置。

練習2：近端運動系列

本系列練習為上述練習的延續，將四肢固定，以靠近軀幹的近端關節的活動，進行鬆活關節角度及動作訓練的練習，稱為近端運動（proximal movement）。逐漸讓動作的幅度加大，同時增加更多自我探索的動作及方向，逐漸加長持續活動的時間。選擇溫和、柔美的音樂來享受一下自由舞動身體的樂趣。

準備位置：

以雙腳膝蓋和雙手掌俯撐在薄墊上。

實施步驟：

1. 同前一個練習的動作，但開始即以不規律的方式，隨著身體的感覺向不同的方向扭動。動作盡量和緩而溫柔，僅以雙手還有膝蓋接觸地板，軀幹則嘗試向不相同的空間伸展。可以將意念放在脊椎、髖關節及肩關節之間的關係變化，並跟隨自己的感覺，隨意扭動身體的各種方式來

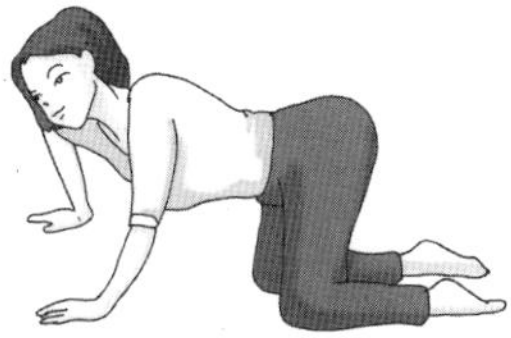

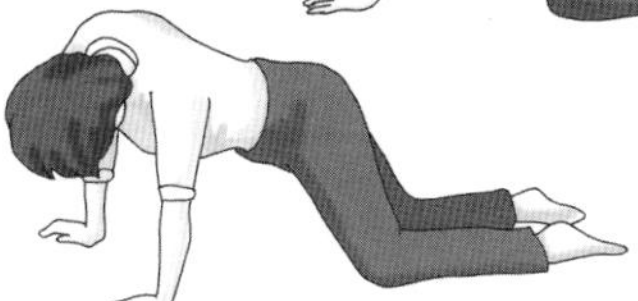

伸展和鬆活兩個肩關節和兩個髖關節，同時活動脊椎和腹背部的肌肉，可配合自然的呼吸來蠕動身體！

2. 接下來同樣的動作，但是可以讓著地的點只剩下手掌、膝蓋或只剩下腳掌，讓整個脊椎、頭部向不同的方向自由的伸展、蠕動，這是典型的近端運動，也就是將四肢固定，以軀幹中心為軸，用不同的、自由的方式作扭轉的運動，不僅可以增加肌力、柔韌性，持續一段時間的練習，也可以達到適度而和緩之有氧運動的效果。

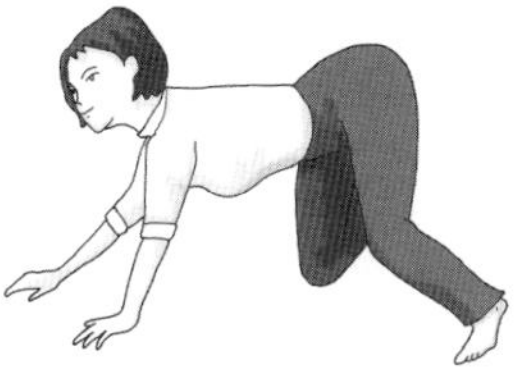

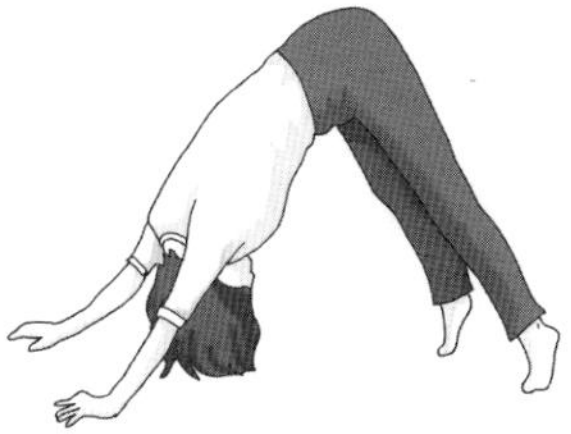

3. 當脊椎向不同面向作伸展的同時，可以結合Hu Breath的練習（幫浦式的吐氣），透過速度性的吐氣來增加身體動量的感覺。

注意事項：

1. 請將注意力放在肩關節和髖關節的活動及軀幹的蠕動，並留意四肢和薄墊接觸的壓力和重量。

2. 可以逐漸地加大動作的範圍，讓雙膝離地，而以雙腳及雙手為固定點來進行。也可以移動空間位置（如爬行），但注意力仍放在四肢關節的活動和軀幹的蠕動，並可留意移動時四肢末稍和薄墊接觸壓力的改變。

3. 過程中，注意是否有憋氣的現象，不要忘了呼吸喔！

4. 練習時間的長短，依個人的情況而定，至少10～15分鐘為宜。

練習3：推、撐、收、展系列活動

本練習為身體遠端關節（四肢為主）的協調性活動，透過一系列推、撐、收、展的動作組合，可以伸展與收縮軀幹，並協調四肢與軀幹之間的動作關係。

準備位置：

雙腳自然放鬆、與肩同寬且微微屈膝地兩腳平行站立，雙手也自然放鬆地懸垂於兩旁。

實施步驟：

1. 推—雙手上抬至胸前預備，吐氣時，雙手手掌心向前推，背部向後拱，同時雙膝深屈。

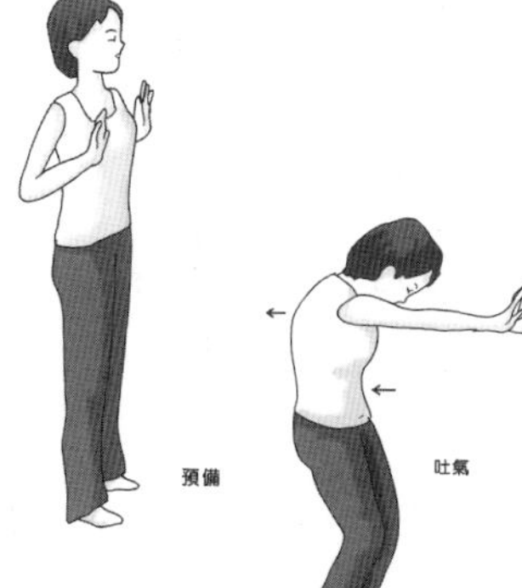

2. 撐—然後吸氣，雙手如撥開東西狀地打開到身體兩側，甚至擴撐開到身體背斜後方，同時雙腳站直。

3. 收—接著吐氣，雙手由後、向下再往前、上方握拳屈抱，同時收胸屈膝，雙手由下而上像抱頭式的動作。

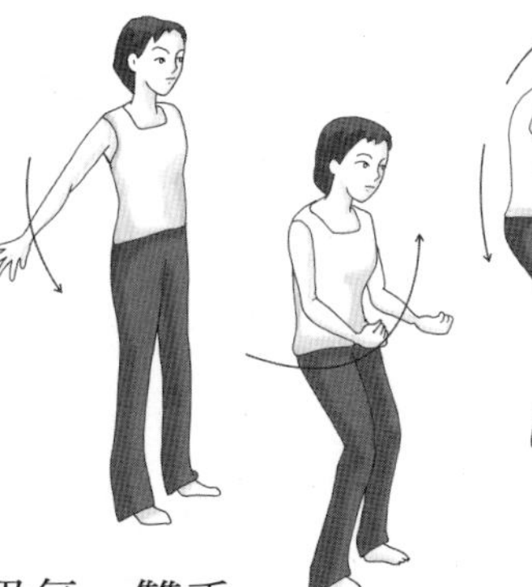

4. 展—最後吸氣，雙手由前、向外展開手心，讓手心朝正前方打開，同時雙腳站直。

5. 隨後，雙手放下到身體兩旁，再由兩側抬起雙手回到第一個「推」的預備位置。

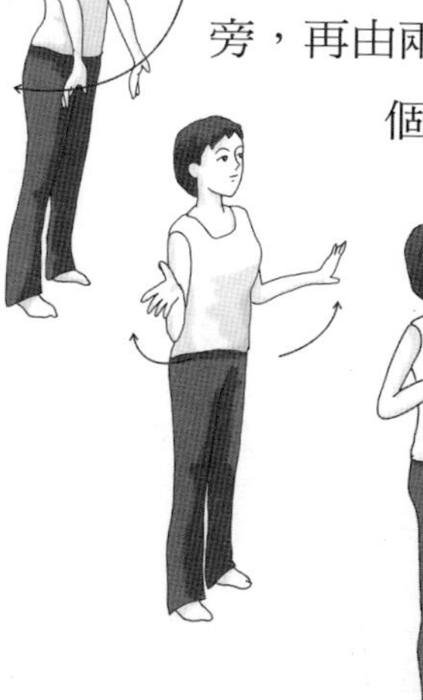

5. 動作依次反覆練習。這是一個配合呼吸、擴胸、軀幹屈伸、四肢的組合

動作，同時有鍛鍊屈伸之矢狀面（saggiatl plane）的組合動作，可以配合優美而和緩的音樂，反覆地增加次數，或是在速度上做改變，都可以達到相當程度的有氧運動效果。

注意事項：

1. 先以緩慢動作練習，且每一個動作都必須密切配合呼吸。

2. 動作熟悉後，可以加快速度或變化不同的速度來進行。

3. 過程中，可以配合音樂，以同一首節奏速度，組合4次中慢的動作，接著8次稍快的動作，再接著2次更慢的動作，再回到4次中慢的動作，如此依序練習下去，可以在不同速度變化的整組動作進行中，讓原為單一的動作組合更為有趣。其中，也可隨時穿插數個8拍垂直站立自由放鬆抖動各個關節的動作，以便實施時，能有更多的變化。

練習4：原地踏步（Marching）

這個練習是一個同時可以活動肩、腰、跨、膝、踝等全身性的有氧運動，它非常簡單易學、緩和而有效果，是一個強力推薦的動作練習。

準備位置：

雙腳微曲、站立，肩膀放鬆。

實施步驟：

在原地，如踏正步般地將雙手臂前後擺起至與肩同高的位置，雙腿交替抬高約成90度，配合以鼻吸口吐、二吸二吐的節奏來進行。按照自己呼吸的速率，吸、吸、吐、吐……，每一吸和每一吐，都配合踏正步的速度，切勿急躁。每二吸二吐為一次，約做50次。

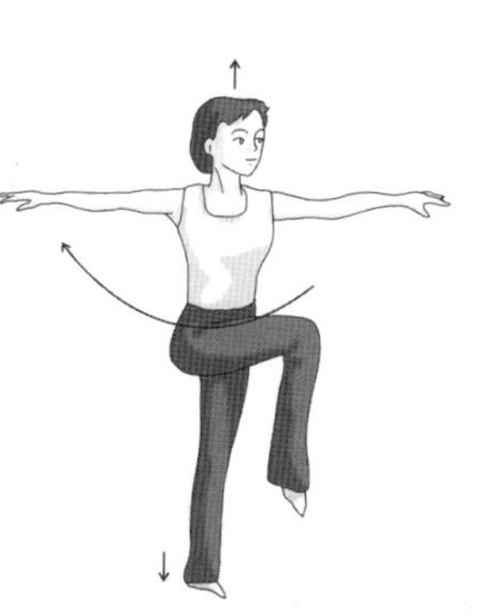

注意事項：

1. 雙手擺動時，腰部要放鬆，肩膀也要放鬆勿上提，而每一次的踏步，都有腳掌向下插入地心的感覺。

2. 踏正步時，骨盆應穩定，勿因抬高腿，造成骨盆前後太大的擺動。

3. 若時間允許，也可以錄製適合踏步且節奏明顯的中速音樂約20分鐘，一邊放著音樂，一邊踏步，當聽完音樂，你已活動20分鐘了。

練習5：想像的跳繩活動

準備位置：

雙腳微曲、站立，肩膀放鬆。

實施步驟：

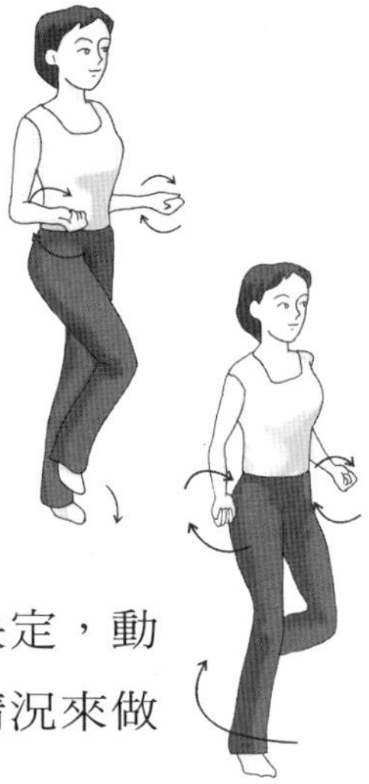

站立，假想雙手持著一個想像的跳繩，輕輕地在原地做跳繩的練習，以雙腳或是交替小跑步的方式來進行垂直而緩和的跳躍動作，雙手則如同握繩狀，在身體兩側揮動，並配合自己喜歡的音樂來進行。音樂的速度、快慢可由自己來決定，動作的弧度大小，也請依個人情況來做決定。

每二吸二吐為一次，至少做50次。

注意事項：

1. 雙手在兩旁揮動時，肩膀勿上提。

2. 由於是假想的跳繩，所以不用擔心絆到繩子或因跳繩的技術不好而中斷。跳繩的動作大小，可以隨時依自己的喜好和身體狀況來調整。

3. 可錄製適合跑步且節奏明顯的中快速音樂約15～20分鐘，一邊放著音樂，一邊跳繩，當聽完音樂，你已活動15～20分鐘了。

練習6：跳四方的活動

準備位置：

雙腳微曲、站立，肩膀放鬆。

實施步驟：

在站立的位置，放置一個小小的沙包或紙杯，輕鬆地在沙包前、後、左、右跳躍著，可以配合輕快的音樂來進行，這也是一個非常簡便的

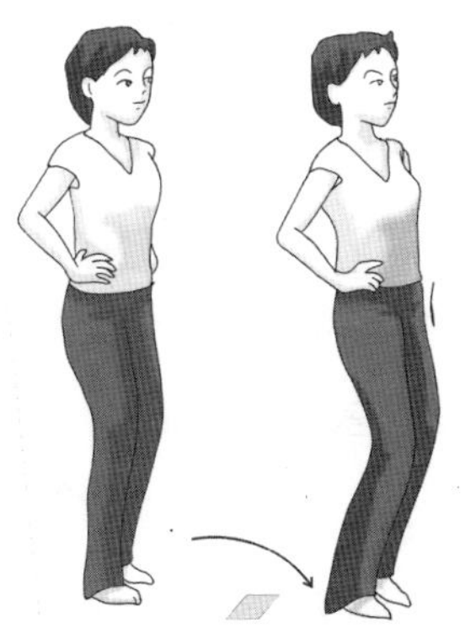

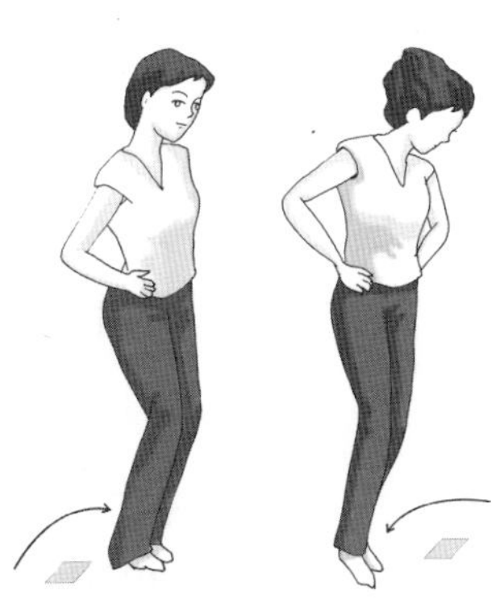

有氧運動，不受空間、時間的限制，隨時可以在家裡小小的空間裡進行。配合前、後、左、右四個方向，每二吸二吐為一次，至少做30次。

注意事項：

1. 跳躍時，雙手自然插腰，注意肩膀勿上提。

2. 跳四方的幅度大小、次數多寡及時間長短，也依個人的身體狀況而定，可以隨時改變，請量力而為，逐漸增加次數。

3. 也可錄製適合踏步且節奏明顯的中速音樂約10～15分鐘，一邊放著音樂，一邊跳四方（過程中，幅度大小可隨時調整）。當聽完音樂，至少你已活動10～15分鐘了。

除了上述的練習外，游泳、散步、快走、爬樓梯、太極拳、氣功、瑜伽等活動都是相當適合氣喘患者的運動方式，而在本章所提供的練習，都是針對個人在家居生活環境中，在有限的時間內可以進行的活動。這些活動的設計主要是依據強調身心合一、重視內在身體經驗的身心學（Somatics）理念為背景所發展的，這些練習可以做為開發身體覺察能力、了解自我內在律動、引發沉睡已久的身體能量及投入各種動作學習的基礎。在活動過程中，能夠隨時傾聽身體、隨時關照呼吸、強化呼吸能力與效率，是一個很重要的練習步驟。如果想要能夠先打開自己內在那股想動的原始能量，就要去傾聽它，這才是讓自己能夠持久運動的基礎。先要知道自己身體想動的那份能量在哪裡，才能夠將它引發出來，讓自己很快樂地在運動的世界裡保持身體狀況，增加心肺功能，減緩氣喘發生的機率，並能在身體的活動中尋找到真實存在的自我！

【作者簡介】

學歷：美國俄亥俄州立大學身心學博士（Somatics）、美國俄亥俄州立大學舞蹈教育碩士、國立台灣師範大學體育研究所碩士、身心平衡技巧（Body-Mind Centering）合格之動作治療師。

經歷：國立台灣師範大學體育系助教、講師、副教授，台北市立中正國中體育教師

現職：國立台東師範學院體育系副教授
專長：學科／身心學、動作藝術教育
術科／舞蹈、武術、瑜伽

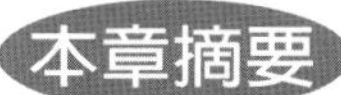

強壯呼吸機能健康操

◆呼吸運動主要可避免用力強迫呼吸及過度換氣，避免呼氣時造成支氣管衰竭的現象，並學習如何有效率且放鬆地進行呼吸。

◆當氣喘發生的時候，除了立即以藥物控制外，還可以透過動作的調整，達到紓解胸腔、支氣管肌肉的張力和壓力，減緩氣喘發作的情況。

◆強化心肺能力，以及減緩平日受到一點刺激就發生支氣管和胸腔肌肉痙攣的情況，可做預防性的健身活動：1.呼吸的訓練；2.配合呼吸的胸背伸展和肌力訓練；3.協調性及和緩性的有氧運動。

◆對於氣喘病患而言，和緩性的有氧運動是非常重要的。要達到安全、健康且有效的有氧運動，活動練習時要能夠慢慢地提高心跳的頻率，並持續至少30分鐘以上，呼吸逐漸變快且感覺身體有微熱出汗為宜。

◆當動作幅度愈大，運動量就大；動作幅度愈小，運動量就減低，先以較長的時間來進行和緩的運動，並學習傾聽自己身體的感覺，隨時做適當的調整。

◆在活動過程中，能夠隨時傾聽身體、隨時關照呼吸、強化呼吸能力與效率，是一個很重要的練習步驟。打開自己內在那股想動的原始能量，傾聽它，是讓自己持久運動的基礎。

【輯四】

問與答

氣喘教室

台北仁愛醫院小兒科主任
吳維峰

001. 什麼是氣喘病？它的症狀有哪些？

氣喘病為一種氣管慢性發炎的疾病，許多發炎細胞及細胞成分在此症狀中扮演重要角色。慢性發炎會導致併發性的氣管高度反應，造成反覆性喘鳴、呼吸困難、胸悶、咳嗽等症狀，特別在夜間及清晨；通常合併有分散性和不同程度的氣流阻塞，可自然恢復或經治療而改善。氣喘病的症狀可能是突發性，也可能是緩慢地進行，其程度和頻發率因人而異。

002. 氣喘病的病因？

氣喘病有時會合併呼吸道對多種刺激物的過度反應，產生特有的反覆症狀，以及可恢復性的氣管阻塞。氣喘病的形成有兩大因素：一是宿主因素，也就是過敏體質（或稱為異位性體質），屬於遺傳因素，若父母為氣喘患者，其小孩罹患氣喘的盛行率，遠高於一般人。此外，多項研究也指出，有多個基因（在不同染色體上）和氣喘的病理發生有關。另一為環境因素，有遺傳傾向的個體再加上環境因素才會導致氣喘病的發生。這些環境因素包括過敏原、職業上的敏感物、香菸、空氣污染、呼吸道（病毒）感染、食物、社會經濟狀態、家庭組成等。環境因素當中有些會造成氣喘病的惡化及症狀持續，這些稱為誘發因子，如過敏原、呼吸道感染等。

003. 氣喘病患的症狀，可能與哪些過敏原有關？

1. 當家中清掃、吸地毯或鋪床時容易出現鳴音的症狀（可能和塵蟎過敏有關）。

2. 在潮濕地下室活動時容易出現症狀（可能和黴菌過敏有關）。

3. 當拜訪一個有飼養寵物的家庭時即出現症狀（可能和動物皮毛過敏有關）。

4. 季節性出現氣喘和過敏性鼻炎的症狀（可能和花粉過敏有關）。

004. 小兒氣喘症狀發生的年齡？男、女的盛行率？

大約一半的小兒氣喘病童在3歲之前即出現症狀，幾乎所有小兒氣喘的病例在7歲前即表現出來。氣喘的症狀及病徵中常見的慢性咳嗽，極可能在確立診斷前即存在已久，但卻被診斷為反覆性肺炎、喘鳴性支氣管炎或其他疾病。小兒氣喘盛行率，男孩約高於女孩2～3倍，因為男孩的呼吸道比較狹窄，增加呼吸道的張力負擔。到青春期便無性別上的差異，兩性的呼吸道直徑與長度比值已相當接近，成人期才發生的氣喘則女性多於男性。

005. 出生時體重偏低的嬰兒，日後是否較易罹患氣喘病？

嬰兒出生的體重小於2500公克，嬰兒的生長比例可能失常（頭大身小），會使長大至兒童或成人時發生氣喘的危險性增加，原因與氣管較小和管徑較窄有關，也與過敏原易敏感性的發生率、病毒感染的易感性等的增加，以及病毒引發的氣管過度反應有關；營養不良也會造成免疫機能不足。

006. 氣喘病會遺傳嗎？

氣喘病是一種和遺傳及環境因子有關的疾病，其遺傳模式並非由單一基因所決定，它和多個染色體上的基因及環境因子有關，有許多體內的物質參與此炎性反應。對氣喘家族的研究發現，氣喘病患在第5、11、12、13、14對染色體上的基因有特別的表現，這些基因都與調節發炎反應有關。在大規模的流行病學調查中，家族的盛行率研究顯示，直系親屬或兄弟姊妹間呈現氣喘病案例聚集的趨勢，同卵雙胞胎罹患氣喘病的一致性較異卵雙胞胎高。這些觀察並不能排除環境因素，因為同一家族的人其環境因素也大致相同。10～80％同卵雙胞胎沒有同時罹患氣喘病，表示有其他的影響因素。目前多數學者認為遺傳的角色大於環境因素，與氣喘相關的基因位於許多對染色體上，而各種族間亦有相異處。醫界的共識是，氣喘病是由一複雜的基因組調控的遺傳疾病，其症狀的表現也受到環境因素的影響。

007. 台灣地區的氣喘病盛行率？

在台灣，氣喘病在都會區（如台北）及工業區（如高雄）的盛行率較高，分別為11％和9％，而在文化區（台中）及農業區（如雲林與南投）較低，分別是6.9％和8.0％，顯示社會文明的進步、西化的生活方式和工業化都會影響氣喘病患的增加。

008. 氣喘病患可以運動嗎？該如何作？

奧運選手當中有許多是氣喘病患，當中不乏拿到三面金牌的，所以，氣喘病患絕對是可以運動的。醫師鼓勵氣喘病童應盡量上體育課，但要避免運動誘發氣喘。

運動誘發氣喘是指運動時，特別是在乾冷的環境下，於運動5～10分鐘後產生氣喘的症狀，因此，氣喘病患常視運動為畏途，喪失參與運動、健身的機會和樂趣，心理上也蒙上不如人的自卑感。其實患者若能配合適應的作法，是可以避免此類氣喘的發生：

1.運動前必須要暖身，而且至少要20分鐘以上。

2.可在運動前吸入乙二型交感神經興奮劑，短效型在運動前15分鐘使用可保護2～3小時，長效型在運動前30分鐘使用可保護10～12小時。

3.在運動前20分鐘使用吸入性色甘酸鈉（Intal）或nedocromil。

009. 什麼是咳嗽變異型氣喘？

有一類氣喘病患並不表現出典型的喘鳴症狀，而是以慢性咳嗽為主要症狀，因此經常被誤診。病患咳嗽的時間通常發生在晚上，因此在白天所作的檢查通常是正常的。經由肺功能變異性、痰內有無嗜伊紅性白血球及誘發性試驗，若證實氣管過度反應即可診斷。病患於夜間使用長效型支氣管擴張劑可明顯改善症狀，部分高血壓病患使用某類降血壓藥，或是有鼻涕倒流、慢性鼻竇炎、胃食道逆流的病患都可能產生類似咳嗽變異型氣喘的症狀，需小心鑑別。

010. 我該接受肺功能試驗嗎？

肺功能試驗主要應用於門診氣喘病人的長期評估，顯示患者在治療後的成效，也可診斷出氣管已嚴重阻塞、高度充氣但無症狀表現的病人，這類病人若一直未診斷出來加以治療，可能導致病患預後的身體機能極差。

每天或必要時，病患可使用尖峰流速計，測量尖峰呼氣流速的基本預測值與個人最佳值，而當尖峰呼氣流速下降時，在家即可給藥治療。肺功能試驗於咳嗽變異型氣喘的診斷特別有用，可以區別是上或下呼吸道疾病。

011. 小孩子何時才可使用尖峰呼氣流速計？如何使用？

5歲以上的氣喘病童通常都能測量尖峰呼氣流速，測量時採立姿，先行深吸到全肺量，接著是快速、短而極力的呼氣，測量的結果和用力程度有關，必須要求氣喘病童盡全力去做。理想的尖峰呼氣流速必須每天測二次，起床後立刻測量，10～12小時後再測一次，再計算其變異度，算法如下：

$$\text{每日變異度}=\frac{\text{晚上尖峰呼氣流速值}-\text{早上尖峰呼氣流速值}}{1/2\,\text{晚上尖峰呼氣流速值}-\text{早上尖峰呼氣流速值}}\times 100\%$$

每日早晚的變異度若大於20％則必須更積極的治療及監測。

012. 哪些食物會誘發氣喘？

食物也是誘發氣喘的原因之一，海產類食物及胡桃、榛、栗等核果類是較常引發氣喘的食物誘因，有些人對於食物的色素、添加物、保存劑會產生嚴重的氣喘發作，如黃色色素5號（含於食物或染色藥錠）、二氧化硫及亞硝酸鹽（啤酒及紅酒），以及添加於蔬菜、水果、魚蝦中作為保存劑的硫化物，都有誘發氣喘的病例報告。另有研究指出，亞裔病童對於冰品、核果及油炸食物引發氣喘的機率遠較非亞裔病童高，通常食物引發氣喘的臨床症狀在吃後1小時內出現的比率最高。

013. 母親吸菸會生出氣喘兒？

吸菸的母親所生的小孩較易罹患氣喘病，根據美國的研究，懷孕時期抽菸的婦女生下氣喘兒的機率是不抽菸婦女的2.8倍，類似的報告亦見於歐洲各國，母親抽菸也容易使嬰兒的體質變差。另外，孩童時期暴露於母親二手菸下，氣喘的機會亦高於一般小孩。幼兒的生活環境對於日後是否罹患氣喘病是有關連的，家庭成員中有人抽菸也會增加日後罹患氣喘的機會，尤其是幼兒的房間應禁止抽菸。

014. 什麼是「氣道過度反應」？

氣道反應是肺功能對於氣管收縮藥物的反應，通常使用組織胺（histamine）或乙醯丑甲基膽素（methacholine）作為氣管收縮藥物，如吸入一定量的藥物後測量第一秒呼氣量（FEV1）比使用藥物前的基礎量減少20％，此能激發氣道反應的量，稱為PD20。當病患能用極低量的氣管收縮藥物即能讓FEV1比使用藥前減少20％，即稱此病患有氣道過度反應。人口比例中約20％有這種體質，其將來罹患氣喘的可能性較常人高2～5倍。

015. 吸入式類固醇的作用？

多項研究顯示，用吸入式類固醇治療一個月或更久可明顯改善氣喘病患呼吸道發炎的病理變化，持續更久的治療可改善氣道過度反應的現象。類固醇目前是治療氣喘最有效的抗發炎藥物，具改善肺功能、減少氣道過度反應性、降低病情加劇的頻率及嚴重性、減少症狀、改善生活品質等作用。吸入式類固醇是不同程度、持續性氣喘的首選治療方式。

016. 何時可使用「長效吸入式乙二型交感神經興奮劑」？

當標準的吸入式類固醇不能有效控制氣喘時，可合併使用長效吸入式乙二型交感神經興奮劑。由於長期使用長效吸入式乙二型交感神經興奮劑並不能緩解氣管持續發炎的現象，此劑通常和吸入式類固醇合併使用。此類合併劑型若每天規律地使用可改善氣喘症狀、減少夜間氣喘發作、改善肺功能、減少短效吸入式乙二型交感神經興奮劑的使用及氣喘加劇的機會。對於運動誘發支氣管痙攣，長效吸入式乙二型交感神經興奮劑具有預防的作用，而且保護的時間更長。

017. 何時可使用「白三烯素受體拮抗劑」？

白三烯素受體拮抗劑為新型的抗氣喘藥物，有減低氣喘症狀、改善肺功能，減少氣喘加劇的效用。白三烯素受體拮抗劑對於中度至重度氣喘病患，可減少使用吸入式類固醇的劑量，而且對使用低或高劑量吸入式類固醇仍未能良好控制的氣喘病患可改善此一情況。此藥為口服錠劑，較方便服用。對阿斯匹靈過敏的氣喘病患，此藥能有效地改善症狀。

018. 氣喘患童長大後，症狀會消失嗎？

過去醫界的看法認為氣喘患童長大後症狀便會消失，最近的研究則認為這可能是不正確的。只有30～50％的病童，因原本屬於輕度氣喘，日後才不再出現症狀。許多氣喘病童長大後似乎不再發病，但卻於成年期再復發。研究指出，經常因感染而喘鳴，但未感染時均無症狀的嬰兒，長大後氣喘不容易發作。孩童若年齡較大才出現第一次喘鳴，且主要病因是過敏，容易導致反覆、持續性的支氣管痙攣。雖然氣喘病隨著年歲的增長會變得愈輕微，仍有許多成人氣喘病患持續有氣道阻塞的現象，只是有部分未被察覺而已。

019. 維他命可以改善氣喘症狀嗎？

具有抗氧化物功能的維他命A、B6、C、E和β胡蘿蔔素，當中僅維他命C、E有和氣喘相關的臨床研究報告。統計發現，大量攝取維他命E可以降低50%氣喘發生率，同時改善氣喘病患的肺功能，而攝取含豐富維他命C的水果可改善小孩的喘鳴現象，特別是高感受性的病童。但最近有報告顯示，長期服用維他命C易導致動脈硬化，而維他命E因屬於脂溶性，攝食過量不易排出體外，易發生中毒現象。

020. 胖小孩比較容易得氣喘？

體型肥胖的小孩，運動或勞動時常會喘氣連連，這屬於心臟機能反應的現象，與氣喘不同；而部分氣喘患者，因害怕運動時可能會誘發氣喘而減少運動，甚至不敢運動，在長期缺乏運動的情況下，體型自然較常人肥胖。但是對未罹患氣喘的孩童而言，身材的胖瘦並不會影響氣喘的罹病率。

021. 氣喘發作期間適合喝牛奶嗎？還有哪些需要避免的飲食？

氣喘發作期間，應先就診、以藥物治療為主。並不建議喝牛奶，部分患者會對牛奶過敏，尤其是冰的牛奶；若是平日的飲食，則建議將牛奶溫熱後再飲用。此外，對於部分氣喘患者而言，食用海鮮、硬果類、含有黃色色素五號或防腐劑的食物都可能導致氣喘的發作。

022. 氣喘病可以徹底預防嗎？

氣喘病是一種與遺傳及環境因素有密切關係的疾病，過去30年來，氣喘病的盛行率巨幅地持續上升，這現象不能歸咎於基因的突變。因此，環境因素就顯得格外重要。多項特異的預防措施—延長母乳餵食時間、避免過敏原（如食物、塵蟎、寵物）、香菸、使用低敏感性的部分水解配方奶粉，都是企圖降低氣喘的盛行率，但結果卻不一致，這方面的工作有待醫界更進一步的研究。

【作者簡介】

學歷：中國醫藥學院醫學系畢業、美國史丹福大學醫學中心研究

經歷：台北市立仁愛醫院住院醫師、總醫師、主治醫師、台大醫院小兒部風濕免疫科研究員、中華民國兒童保健協會秘書長、理事、台灣兒科醫學會副秘書長

現職：台北市立仁愛醫院小兒科主任、國立陽明大學醫學院兼任臨床副教授、台灣兒科醫學會理事、過敏免疫風濕病學次專科委員會主任委員、財團法人兒童過敏及氣喘病學術文教基金會董事、台灣兒童過敏氣喘及免疫學會常務理事、中華民國免疫學會監事

專長：小兒科學、過敏免疫風濕病學

【編輯後記】淺嚐冰淇淋的喜悅

葉雅馨

生平第一次感受到氣喘的威力，是在11年前，我的大女兒詩艷出生3個月時。一開始以為她只是感冒了，但愈看診，症狀愈嚴重，小小的她，不停地咳嗽，不要說牛奶，連水都喝不了。

半夜到台安醫院急診，除了以點滴補充水分，用呼吸治療協助外，隔天小兒科醫師診斷出是細支氣管炎而住院，同時她被診定是屬於過敏性體質，也從此開始我們與氣喘共舞的日子。

不間斷地咳、呼吸治療、拍背，好不容易睡著後卻有著「咻—咻—」的哮喘聲，鎖骨凹處會因用力呼吸而更加深陷，相信這是家有氣喘兒的父母很熟悉的經驗。很長的一段時間，我們對感冒有著非常深的恐懼，因為它老像是在為「氣喘」揭開序幕。

當第二個女兒文婷出生不久，也有類似情形，但我們已從經驗中讓她比姊姊少吃了點苦頭。所以我確信，面對氣喘，除了疾病發作時配合專業醫師的指導與治療處理外，日常生活中些微的注意及飲食上的提醒是必要的。

我個人就試了些頗管用的小方法，比如身上隨時攜帶小方巾，進出冷氣房或百貨公司、超級市場等，可方便圍在脖子上。夏天就算很熱，晚上睡覺時絕對關掉冷氣，流汗時是更換汗濕的衣服，而不是給她們冷氣吹；也限制她們吃冰品，喝冰的飲料，尤其是有感冒徵候時。

多年前有次難忘的經驗：自己及孩子都極喜愛冰淇淋，因為感冒，也是季節交替時期，已許久未吃。有天經過冰淇淋店，實在想吃，於是我們發明一個方法，就是每次只吃一小口，而且先含在嘴裡久一點，才能吞下去。當小詩艷嚐一小口久久未吃的草莓冰淇淋時，當下的滿足與笑容，讓我也感染了她的幸福。某個程度來說，這個疾病讓我們在生活上有許多注意與提醒，孩子們也漸漸學著斟酌照顧自己，因為她們深刻體悟到氣喘時的不舒服及不方便。

這本書不只是針對小兒氣喘的父母，也針對氣喘患者、患者的家屬介紹各項急慢性發作的藥物療法、中醫療法、各式自然療法：如氣功、針灸、推拿等，以及目前時興的芳香療法；並特別加重預防保健的部分，主要是飲食與運動兩大類。

為此，本書在〈強壯呼吸機能健康操〉一文，特別邀請劉美珠教授以「簡單易行」、「作得到」的原則，循序漸進地設計了一套完整的伸展性及呼吸道機能訓練操，這套健康操的精采之處，在於它可從任何的一個動作開始，可配合讀者當下的心情、喜好的音樂搭配選擇的動作運動。

就積極面來看，如果要打一場勝戰，至少要知道跟誰打，愈了解對方，勝算會愈高，如果要和解或相處，認識對方的特性也是第一步。

這是一本專業領域的醫師延伸其臨床經驗，用深入淺出的文字描述，共同為氣喘患者及其周圍關愛、焦慮、著急的家人找到一些具體可行的保健、養生之道，透過書籍的傳遞，認識疾病，減少發生次數，以及懂得發生時的因應，這就是本會葉金川執行長策劃出版「生活保健」系列書的原意。（本文作者為大家健康雜誌總編輯）

董氏基金會出版書籍介紹

·悅讀心靈系列·

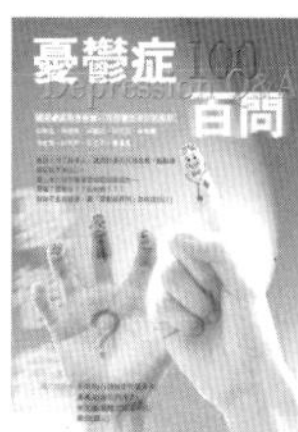

憂鬱症百問

定價／180元

作者／董氏基金會心理健康促進諮詢委員

胡維恆、黃國彥、林顯宗、游文治、林家興、張本聖、林亮吟、吳佑佑、詹佳真

憂鬱症與愛滋、癌症並列為廿一世紀三大疾病，許多人卻對它懷有恐懼、甚至感覺陌生，心中有很多疑問，不知道怎麼找答案。「憂鬱症百問」中蒐集一百題憂鬱症的相關問題，由董氏基金會心理健康促進諮詢委員審核回答。書中提供的豐富資訊，將幫助每個對憂鬱情緒或憂鬱症有困擾的人，徹底解開心結，坦然看待憂鬱症！

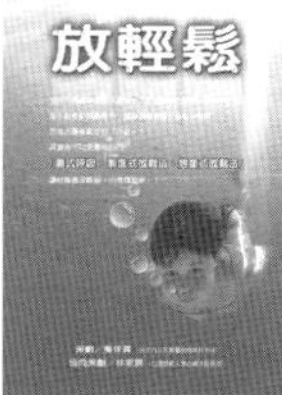

放輕鬆

定價／230元

策劃／詹佳真　　協同策劃／林家興

忙碌緊張的生活型態下，現代人往往都忘了放輕鬆的真正感覺，也不知道在重重壓力下，怎麼讓自己達到放鬆的境界。「放輕鬆」有聲書提供文字及有音樂背景引導之CD，介紹腹式呼吸、漸進式放鬆及想像式放鬆等放鬆方法，每個人每天只要花一點點時間練習，就可能坦然處理壓力反應、體會真正的放鬆！

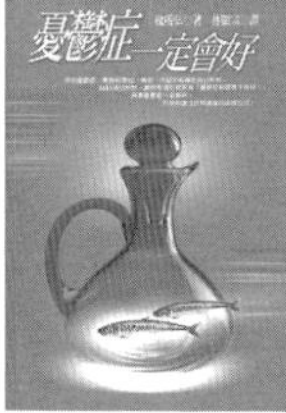

憂鬱症一定會好

定價／220元

作者／稅所弘　　譯者／林顯宗

憂鬱症是未來社會很普遍的心理疾病，但國人對此疾病的認知有限，因此常常錯過或誤解治療的效果。其實只要接受適當治療，憂鬱症可以完全治癒。本書作者根據身心合一的理論，提出四大克服憂鬱症的方式。透過本書的介紹、說明，「憂鬱症會不會好」將不再是疑問！

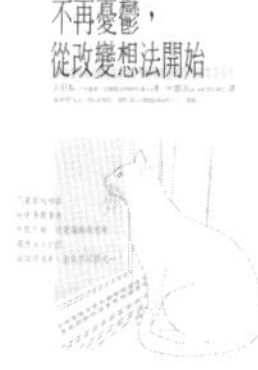

不再憂鬱
從改變想法開始

定價／250元

作者／大野裕　　譯者／林顯宗

被憂鬱纏繞時，是否只看見無色彩的世界？做不了任何事，覺得沒有存在的價值？讓自己不再憂鬱，找回活力生活，是可以選擇的！本書詳載如何以行動來改變觀點與思考，使見解符合客觀事實，不被憂鬱影響。努力自我實踐就會了解，改變---原來並不困難！

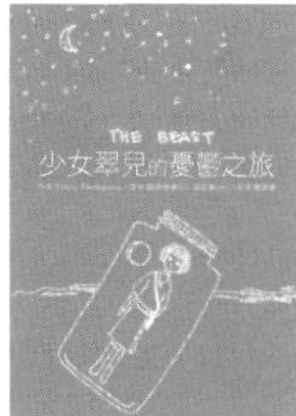

少女翠兒的憂鬱之旅

定價／300元

作者／Tracy Thompson　　譯者／周昌葉

「它不是一個精神病患的自傳，而是我活過來的歲月記錄。」誠如作者翠西湯普森(本書稱為翠兒)所言，她是一位罹患憂鬱症的華盛頓郵報記者，以一個媒體人的客觀觀點，重新定位這個疾病與經歷－「經過這些歲月的今天，我覺得『猛獸』和我，或許已是人生中的夥伴」。文中，鮮活地描述她如何面對愛情、家庭、家中的孩子、失戀及這當中如影隨形的憂鬱症。

·ㄏㄨㄚˋ心情繪本系列·

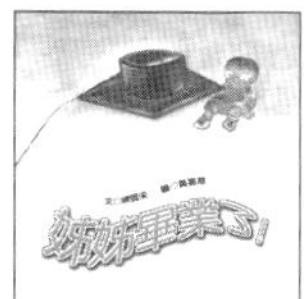

姊姊畢業了

定價／250元

文／陳質采　　圖／黃嘉慈

「姊姊畢業了」是首本以台灣兒童生活事件為主軸發展描寫的繪本，描述姊姊畢業，一向跟著上學的弟弟悵然若失、面臨分離與失落的心情故事，期盼本書能讓孩子從閱讀中體會所謂焦慮與失落的情緒，也藉以陪伴孩子渡過低潮。

·保健生活系列·

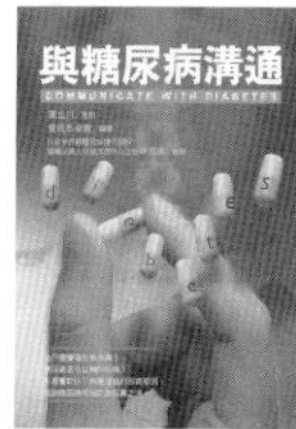

與糖尿病溝通

定價／160元
策劃／葉金川　　董氏基金會／編著

為關懷糖尿病患者及家屬，董氏基金會集結《大家健康》雜誌相關糖尿病的報導，並加入醫藥科技的最新發展，以及實用的糖尿病問題諮詢解答，透過專業醫師、營養師等專家精彩的文章解析，提供大眾預防糖尿病及患者與糖尿病相處的智慧；適合想要認識糖尿病、了解糖尿病，以及本身是糖尿病患者，或是親友閱讀！

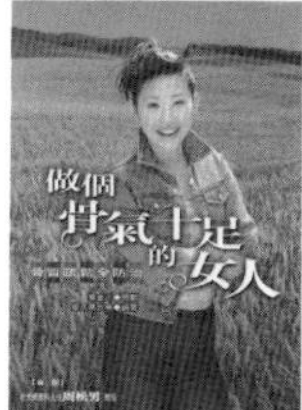

做個骨氣十足的女人
骨質疏鬆全防治

定價／220元
策劃／葉金川　　審閱／周松男

骨質疏鬆默默地在人體進行，造成骨折，甚至死亡的嚴重後果，WHO已於去年宣告骨質疏鬆症為「無法忍受的流行病」。本書具體說明骨質流失的原因、症狀、危險族群及相關的併發症，並闡述藥物治療的新趨勢，幫助讀者深入了解骨質疏鬆症，以及實際提供預防之道。

·其他出版品·

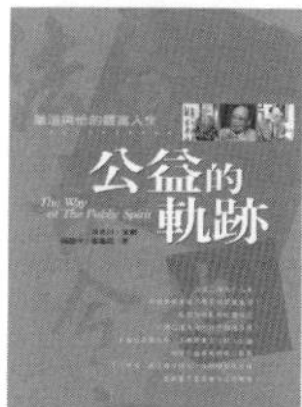

公益的軌跡

定價／260元
策劃／葉金川　　作者／張慧中、劉敬姮

是記錄董氏基金會董事長嚴道自大陸到香港、巴西，輾轉來到台灣的歷程，很少人能夠像他有這樣的機會，擁有如此豐富的人生閱歷。他的故事，是一部真正有色彩、有內涵的美麗人生，從平凡之中看見大道理，從一點一滴之中，看見一個把握原則、堅持到底，熱愛生命、關懷社會，真正是「一路走來，始終如一的勇者。

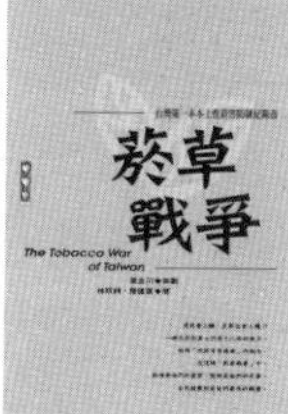

菸草戰爭

定價／250元
策劃／葉金川　　作者／林妏純、詹建富

這本書描述台灣菸害防制工作的歷程，並記錄這項工作所有無名英雄的成就，從中美菸酒談判、菸害防制法的通過、菸品健康捐的開徵等。定名「菸草戰爭」，「戰爭」一詞主要是形容在菸害防制過程中的激烈與堅持，雖然戰爭是殘酷的，卻也是不得已的手段，而與其說這是反菸團體與菸商的對決、或是吸菸者心中存在戒菸與否的猶豫掙扎，不如說這本書的戰爭指的是人類面對疾病與健康的選擇。

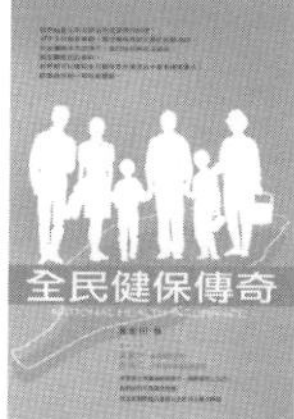

全民健保傳奇

定價／220元
作者／葉金川

健保從「爹爹（執政的民進黨）不疼，娘親（建立健保的國民黨）不愛，哥哥（衛生署）姊姊（健保局）沒辦法」的艱困坎坷中開始，但在許多人努力建構後，它著實照顧了大多數的人。此時健保正面臨轉型，你又是如何看待健保的？

《全民健保傳奇》介紹全民健保的全貌與精神，健保局首任總經理葉金川，以一個關心全民健保未來的角度著眼，從制度的孕育、初生、發展、成長，以及未來等階段，娓娓道出，引導我們再次更深層地思考，共同決定如何讓它繼續經營。

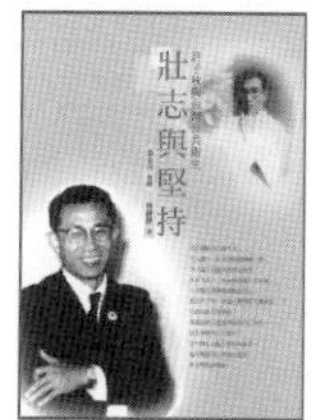

壯志與堅持
許子秋與台灣公共衛生

定價：220元
作者：林靜靜

許子秋，曾任衛生署署長，有人說，他是醫藥衛生界中唯一有資格在死後覆蓋國旗的人。本書詳述他如何為台灣公共衛生界拓荒。

國家圖書館出版品預行編目資料

氣喘患者的守護：11 位專家與你共同抵禦／江伯倫等著. --初版. -- 臺北市：董氏基金會, 2002〔民 91〕
面；　　公分

ISBN 957-41-0688-8（平裝）

1. 氣喘

415.41　　　　91021508

氣喘患者的守護—11 位專家與你共同抵禦

策　劃◎葉金川
作　者◎江伯倫、吳維峰、沈建忠、林應然、周正成、林于粲、陳五常、張淑鳳、楊玲玲、楊曜旭、劉美珠（依姓氏筆劃序）
總編輯◎葉雅馨
主　編◎黃惠玲
編　輯◎蔡大山、蔡婷婷、楊育浩
校　對◎蔡大山、黃惠玲

發行人◎賴東明
出版發行◎財團法人董氏基金會
地址：105 台北市復興北路 57 號 12 樓之 3
電話：02-27766133 傳真：02-27522455
網址：www.jtf.org.tw
郵撥帳號：07777755 帳戶：財團法人董氏基金會
法律顧問◎志揚國際法律事務所吳志揚主持律師
美術編輯◎莊士展　電話：02-87320348
印 刷 廠◎椿峰印刷
電話：02-27979097
總經銷◎展智文化事業股份有限公司
地址：台北縣板橋市松江街 21 號 2 樓
電話：02-22518345

定價●新台幣 260 元
（缺頁、破損或裝訂錯誤，請寄回更換）
初版● 2002 年 11 月

人生如戲，
能將人生這齣戲碼，
演得盡力透徹，
誰說不是豐饒的生命。

氣喘患者的守護

Asthma

【讀者服務回函】

謝謝您購買這本書。只要您填妥本卡各項問題，寄回董氏基金會（免貼郵票），我們將提供您免費試閱一期《大家健康》雜誌。

購書地點：□ ________ 市／縣 ________ 書店
□郵購 □其他 ________

您的年齡：
□ 20歲以下 □ 21歲～30歲 □ 31歲～40歲
□ 41歲～50歲 □ 51歲以上

您的性別：
□男 □女

教育程度：
□ 高中以下（含高中） □大學／專科
□碩士以上

您的職業：
□ 銷售業 □ 資訊業 □ 家管 □ 藝文業
□ 學生 □ 軍公教 □ 自由業 □ 服務業
□ 服務業 □ 廣告創意 □ 傳播媒體 □ 其他

職位別：________
□ 負責人 □ 高階主管 □ 中級主管
□ 一般職員 □ 專業人員 □ SOHO族

1. 您覺得本書的內容對您來說
□ 非常有幫助 □ 有幫助 □ 沒感覺
□ 幫助不大 □ 一點幫助也沒有

2.您覺得本書的編排方式？
□ 很好 □ 不錯 □ 普通 □ 不好 □ 極差

3.您覺得本書的封面設計？
□ 很好 □ 不錯 □ 普通 □ 不好 □ 極差

4.您從何處得知本書訊息？
□ 逛書店 □報紙雜誌介紹 □親友介紹
□網站訊息 □廣播電視節目
□其他

5.您通常以何種方式購書？
□ 逛書店 □ 劃撥郵購 □ 網路訂購
□ 傳真訂購 □ 團體訂購 □ 信用卡
□ 其他 ________

6.您的寶貴建議或心得：
____
____
____
____

請沿虛線撕下後直接傳真或對摺裝訂寄回，謝謝！

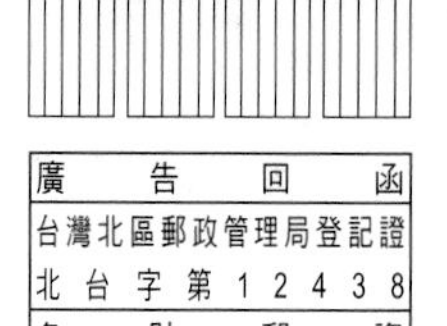

廣　告　回　函
台灣北區郵政管理局登記證
北台字第12438
免　貼　郵　資

105
台北市復興北路57號12樓之3
財團法人董氏基金會　　收

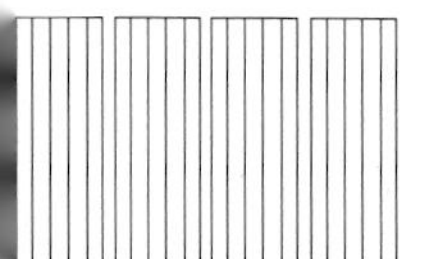

（請沿虛線對摺裝訂，免貼郵票，直接投入郵筒）

氣喘患者的守護
Asthma

您的資料

姓名：

地址：□□□

電話：

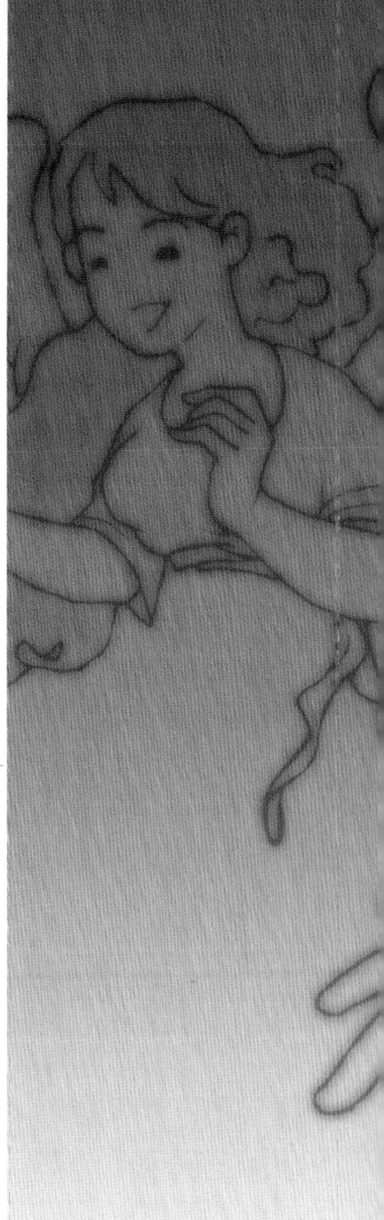

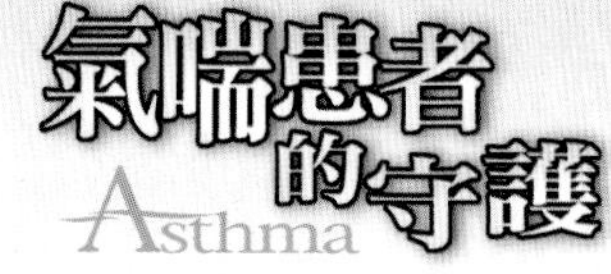